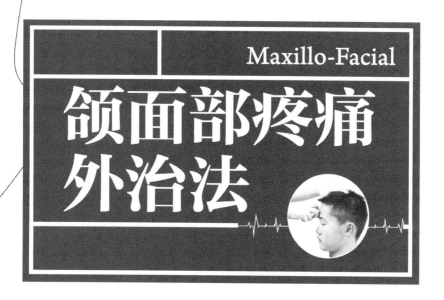

Maxillo-Facial

颌面部疼痛外治法

主 编 章 燕 魏红沁 侯光宇

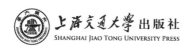

上海交通大学出版社
SHANGHAI JIAO TONG UNIVERSITY PRESS

内容提要

颌面部疼痛是口腔临床常见病,包括三叉神经痛、面瘫、面肌痉挛、颞下颌关节紊乱病等。中医对于疼痛的治疗由来已久,但有关颌面部疼痛方面的中医非创伤性治疗,国内外尚未见系统总结。本书以穴位、经络理论,脏腑津液、气血等学说为基础。从疾病发生的中医机理、操作手法等角度,结合古人的经验、国内多个名家应用外治法治疗颌面部疼痛(三叉神经痛、面瘫、面肌痉挛、颞下颌关节紊乱病、牙痛等)的实践,辅以规范临床操作照片,以利读者理解和有经验的专业人员参考。

图书在版编目(CIP)数据

颌面部疼痛外治法/章燕,魏红沁,侯光宇主编.—上海:上海交通大学出版社,2017
ISBN 978-7-313-17207-5

Ⅰ.①颌… Ⅱ.①章…②魏…③侯… Ⅲ.①口腔颌面部疾病-疼痛-外治法 Ⅳ.①R276.82

中国版本图书馆 CIP 数据核字(2017)第 115131 号

颌面部疼痛外治法

主　　编　章　燕　魏红沁　侯光宇
出版发行:上海交通大学出版社　　　　　　　　　　地　　址:上海市番禺路 951 号
邮政编码:200030　　　　　　　　　　　　　　　　电　　话:021-64071208
出　版　人:郑益慧
印　　制:上海天地海设计印刷有限公司　　　　　　经　　销:全国新华书店
开　　本:710mm×1000mm　1/16　　　　　　　　印　　张:7.75
字　　数:135 千字
版　　次:2017 年 6 月第 1 版　　　　　　　　　　印　　次:2017 年 6 月第 1 次印刷
书　　号:ISBN 978-7-313-17207-5/R
定　　价:38.00 元

颌面部疼痛外治法

主　审

冯殿恩（上海市第十人民医院）

主　编

章　燕（同济大学附属口腔医院）

魏红沁（上海市静安区市北医院）

侯光宇（同济大学附属口腔医院）

副主编

尹　嘉（上海市第十人民医院）

王　鹏（同济大学附属口腔医院）

周　敏（同济大学附属口腔医院）

编　委（按姓氏笔画排序）

王　芳　王文华　王　莺　王海丞　卢　群　李　娟　陈　卿

施金娥　程凯军　康非吾　傅　珺　虞卫华　廖建兴

序

2015 年,我国药学家屠呦呦荣获中国第一个诺贝尔自然科学奖(医学或生理学奖),开启了我国科技界跻身世界一流的进程,吹响了向科技进军的号角。屠呦呦是凭借探索和成功提取青蒿素而获得这一奖项的,这充分说明中医药是一个巨大的宝库,等待着我们去大力开发。

颌面部疼痛是除牙源性疼痛以外的临床常见病。一些顽固的疼痛常涉及多个病种,最常见的有颞下颌关节紊乱病、三叉神经痛、舌咽神经痛,以及茎突过长、舌骨综合征等,也有找不到原因的所谓"非典型面痛"。现代的手术及药物治疗,可以治好一部分患者,但也有疗效不佳或治疗后复发,长期不能缓解的患者需寻找其他疗法。

在历史的长河中,中医外治法也是可以选择的一种。由章燕、魏红沁、侯光宇等人主编的《颌面部疼痛外治法》一书,介绍了传统中医对颌面部疼痛外治的方法——按摩、刮痧、拔罐等,均可供临床选择,不但可以丰富这些疾病的治疗方法,更主要是可以进一步推动临床研究,在循证医学指导下,对中医外治的疗法给予科学的评价。

此本作为参考书,可供一读。

中国工程院院士

二〇一六年一月

前　言

中国是一个历史悠久、具有优秀文化传统的世界文明古国之一。"习主席讲中医药是中国古代科学的瑰宝，也是打开中华文明宝库的钥匙"。随着历史的演变，中医药学也在不断地发展和提高，不仅积累了丰富的临床实践经验，还形成了完整的理论体系，尤其是其中的自然疗法。自然疗法是指与药物疗法相对而言，以激发人体强身抗病能力为主导的防病、治病和康复保健的方法。它的基本原则可归纳为"道法自然"与"取法自然"。也就是顺乎自然、效法自然和达于自然。其中的按摩、刮痧、拔罐法属于"外治法"，已有二千多年的历史，目前在医疗和保健领域应用广泛。它们的特点是：不吃药、不开刀、不打针、无不良反应；无痛苦、不破坏神经及任何组织、无损伤风险，亦无后遗症；无须昂贵的医疗设备或专业场地，简便易行，亦可居家进行，且老小患者皆乐意接受，真正是省时又省钱的绿色医疗保健方法。当今，探索有效而无不良反应少的治疗方法，已成为世界医学界共同努力的目标。因此，继承和推广中医传统的"外治法"就更有其重要的实际意义。

本书以穴位、经络理论，以脏腑、津液、气血等学说为基础，结合现代西医对相关疾病的研究，从疾病发生的中医机制、西医解释、治疗手段、操作手法等角度，结合古人的经验、国内多个名家应用外治法治疗三叉神经痛、面瘫、面肌痉挛、颞下颌关节紊乱病、牙痛等颌面部疼痛的实践，去粗取精、去伪存真、强强联合、推陈出新，以达到增强治疗的功效；辅以规范操作图，以便普通读者理解和有经验的专业人员参考。期望能有利于对中医学瑰宝的进一步继承与发扬，让传统医学"外治法"这朵灿烂的奇葩能在全球展示其神奇的效果，给广大人民群众身体健康带来更大福祉。

本书的具体内容介绍如下：第一章总论介绍了按摩、刮痧、拔罐 3 种疗法的历史演变；第二章叙述了三叉神经痛、面瘫、面肌痉挛、颞下颌关节紊乱病、牙痛 5 种疾病的病因、临床表现、中医诊断和西医的相关研究进展；第三章叙述了按摩、刮痧、拔罐的基本原理和操作方法；第四章叙述了应用按摩、刮痧、拔罐的方法，治疗三叉神经痛、面瘫、面肌痉挛、颞下颌关节紊乱病、牙痛的具体操作步骤；附录叙述了三叉神经痛、面瘫、面肌痉挛、颞下颌关节紊乱病、牙痛的食疗方法及偏方。

由于笔者学识浅薄，书中存在的遗漏和错误之处，恳请读者批评指正。

本书有幸得到中国工程院院士邱蔚六教授审阅指正，并作序。特此表示衷心感谢。

目　录

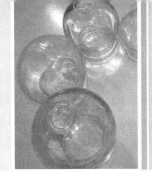

第一章

总　论

　　我国是一个历史悠久、具有优秀文化传统的国家，也是世界文明古国之一。随着现代社会的发展，生活节奏的加快，人们生活紧张，工作压力大，身心处于亚健康情况下而尚不自知。而健康是人们实现梦想，赢得成功的基石。当许多人感到腰酸背痛，颈肩不适，浑身没劲，遭受身心疾病时，去医院检查，又没有找到器质性病变。此时人们需要一些简单方便的方法来调理身体、放松身心，中医药是一个很好的选择。自古以来，广泛应用于临床各科疾病的治疗，而其中最早的医事活动之一就是创立外治法。中国早在四千多年前即有此法，秦汉时期已形成规模并广泛应用于临床，历代中医著作中都有记载。现代科学研究也在很多方面证实了它们具有良好的临床疗效。它们均是以中医的脏腑、经络、气血等理论为基础的医术，采用"内病外治"的方法及遵从五行相生相克原理，通过调动和调节人体自身的功能来调理身心，祛除疾病。按摩、刮痧、拔罐等传统的自然疗法，它们皆具有安全可靠、无痛、简便易行、疗效显著、价廉、无不良反应等特点。受到广大群众的欢迎。它是人类医学领域的瑰宝，是基于民族文化和科学传统产生的宝贵遗产，历史悠久，源远流长，千百年来广泛流传于民间。如今它们更是遍地开花，远播世界各地。

一、按摩

　　按摩也称推拿，是最古老的医学。经典著作《内经素问·血气形成篇》中早有记载："行数惊恐，经络不通，病生于不仁，治之以按摩药"。明代钱汝明在《秘传推拿妙诀》序言中指出："推拿一道，故曰按摩，上世治婴赤，以指代针之法也"，充分说明推拿是人类最古老的医术之一。它是中国传统医学中的一朵奇葩。已有两千多年的历史，并在医疗实践中不断发展，一代代流传下来，成为当今大众重要的养生祛病方法。按摩是指以中国传统手法进行按摩的方法。它以阴阳、五行、藏象学说、经络穴位为理论指导,严格按照古代按摩手法进行操作。"点而理其络,按而周期经,推而行其气,拿而舒其筋,揉而活其血"。在人体的适当部位进行按摩所产生的刺激信息,通过反射的方式,对人体的气血津液调整功能产生影响,就此达到消除疲劳、调节体内信息、增强体质、健美肌肤、防止衰老。21世纪,作为自然疗法代表之一的中国传统按摩疗法在国际上获得很大的发展,已被公认为是一种优质医疗健身手段,现在很多医疗机构都纷纷开展了按摩并广受欢迎。

二、刮痧

刮痧疗法是一种古老的中医治疗方法,也是中医学宝库里的一朵奇葩。它的起源可追溯到旧石器时代。先人在长期的生活与实践中,逐步探索并积累经验而形成了刮痧疗法。刮痧一般是用光滑的硬物器具或刮痧板等工具,在人体皮肤的特定部位进行反复摩擦等一系列良性的物理刺激,通过刮拭经络造成皮肤表面的瘀血点、瘀血斑或点状出血。从而改善局部气血循环,达到祛除邪气、活血散瘀、舒筋理气、清热解毒、开窍益神等功效。中医学认为刮痧疗法有以下的治疗作用:①调节阴阳,调理脏腑;②活血化瘀,消肿止痛;③健脾和胃,理气消积;④祛邪解表;⑤增强正气,抵御外邪。现代医学认为刮痧有镇痛、排除毒素、自身溶血、神经体液的良性调节。所以在疾病未起或初起的时候,刮痧可以帮助身体排除毒素,激发人体的"正气",达到防病治病的目的。在疾病比较严重时,刮痧也可以帮助人体疏通经络,促使病邪排出,起到辅助治疗的作用,不仅可以用于临床各科疾病的防治,还适用于美容养颜和预防衰老之功效。

三、拔罐

拔罐疗法历史悠久,古称"角法",也称"拔罐",是中医学宝库中重要的治病防病方法之一。是我国劳动人民在几千年与疾病的抗争中总结出来的一种非药物治疗方法。具有简单、方便、安全、经济的特点,非常适合人们防治疾病,健身养生。拔罐疗法属于中医外治方法的一种,是中医治疗学的重要组成部分。它以一系列特制的罐筒为工具,采用燃烧或抽吸等方法排除罐筒内的空气,形成负压,使之吸附在人体表面穴位或治疗部位上,对局部皮肤形成吸拔刺激,造成体表局部充血或瘀血现象,并以此治疗疾病的一种物理疗法。拔罐疗法是通过拔罐对皮肤毛孔、经络、穴位的吸拔作用,实施机械刺激、温热刺激,可以引导营卫之气始行输布,鼓动经脉气血濡养脏腑组织器官,温煦皮毛,同时使虚衰之脏腑功能得以振奋。畅通经络,行气活血,调整机体的平衡,使气血得以调整,双向调节,异病同治,从而达到保健身体祛除疾病的目的。现代医学科学研究认为,拔罐通过负压的刺激,引起局部高度充血,致使血管扩张,血流加快,促进局部血液循环,增强机体新陈代谢,改善局部组织营养状态。它可增强血管壁的通透性及白细胞吞噬能力,提高机体生理功能,增强人体免疫力。其次,在拔罐时,有一部分小血管破裂,血液溢于组织中,被溶解吸收,这种现象在医学上称为"自身溶血"。自身溶血能对机体产生持续的良性刺激,同时还能产生一种类组胺的物质,随着体液进入循环系统,调整全身功能,提高机体抵抗力。此外,拔罐处的刺激通过神经系统反射到大脑皮层,调节其兴奋和抑制过程,促使其趋于平衡,增强大脑皮质对身体各部位的调节功能,促进疾病痊愈。由此可见,不论是中医或西医都认为拔罐疗法有综合调理机体功能的作用。

随着现代人们对健康观念的加强,健康理念和保健模式也在不断地发生变化。对防治疾病、保健延寿的要求也在不断地提高。越来越多的人迫切要求掌握更多的保健知识和方法,尤其是非药物的自然疗法。本书介绍的按摩、刮痧、拔罐等疗法在临床医疗实践中得到了人们的认可,尤其是对一些临床常见病和多发病的疗效尤为显著,深受群众的欢迎。

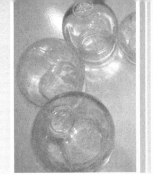

第二章
常见的颌面部疼痛疾患

第一节 三叉神经痛

一、概论

　　三叉神经痛(trigeminal neuralgia，TN)又称"痛性痉挛"及"面痛"，是指在三叉神经分布区域内，反复出现的，阵发性、针刺样、电击样剧烈疼痛，故又称为"天下第一痛"。有些人发生三叉神经痛时容易将其与牙痛混淆，三叉神经痛历时数秒至数分钟，疼痛呈周期性发作，间歇期无症状。对口腔颌面部的"扳机点"的任何刺激，均可引起疼痛发作。多发生于中老年人，以女性多见，多数是单侧，累及1支或2支，两侧同时发病少见。临床上常分为原发性(真性或特发性)和继发性(症状性)两种。原发性三叉神经痛系指无神经系统体征，经各种检查均未发现明显与疼痛有关的器质性病变。而继发性三叉神经痛者，是指机体某些病变侵犯三叉神经所致。

二、病因

　　1. 原发性三叉神经痛

　　原发性三叉神经痛的病因和发病机制尚不完全明确。无论病程长短，神经系统检查均无阳性体征。多数发生在下颌支和上颌支，眼支发病较少。现在主要有中枢病因与周围病因等多种假说。①有些人认为三叉神经痛属于感觉性癫痫发作的一种特殊类型。有人认为病变在脑干内，痛与脑干中三叉神经感觉的兴奋性改变有关。还有人认为丘脑的损害可引起三叉神经痛发作。②周围性病因学说，认为病变从三叉神经周围支末梢到脑干任何部位病变均能刺激三叉神经痛发作。

2. 继发性三叉神经痛

继发性三叉神经痛的病因可能为颅中窝与颅后窝的颅内病变,如炎症(疱疹病毒感染等)、多发性硬化、肿瘤、脑源性或耳源性的颅底蛛网膜炎、脑血管动脉瘤等。此外,病灶感染及某些传染病,也可表现为三叉神经痛。

3. 三叉神经痛的中医学认识

三叉神经痛在中医学属"面痛"范畴,认为病机有两种:①起居不慎,导致外感风寒、邪气客于面部经络,气血不和,引起经脉拘急收引而至痛;或外感风热,火炽上炎,侵袭面部,脉络筋膜受损引起疼痛。②内伤所致情志不调,恼怒伤肝,肝气郁结,郁而化火,致夹胃热循经而上扰,或素体阴虚,房劳过度,伤肾,阴虚火旺,虚火上炎,烧灼筋脉,筋脉失养引起疼痛。

目前,病理学已公认,脱髓鞘改变是引起三叉神经痛的主要病理变化。这种脱髓鞘病变也出现在三叉神经周围分支上。通过动物实验发现,异常冲动来自脱髓鞘纤维。论证了脱髓鞘是三叉神经的病理基础。

三、临床表现

三叉神经痛的主要特点是在三叉神经某分支区域内骤然发生阵发性、电击样、刀割样、针刺样剧烈疼痛。疼痛可自发,也可由于轻微刺激"扳机点"引起。过度疲劳或精神紧张可成为诱发因素。疼痛持续时间短暂,历时数秒钟至数分钟后疼痛自行缓解或消失。每天发作次数不定,在间歇期无症状。发作多发生在白天,睡眠时不痛。病程呈周期性发作。可有"扳机点"——当轻微刺激唇、口角、牙龈、面部、鼻翼等某一区域,即可导致疼痛的发作。因此患者常因刷牙、洗脸、说话、进食等行为诱发;伴有血管-自主神经症状,发作时患侧可出现皮肤发红、皮温增高、出汗、黏膜充血、流涕、口水增多等症状,有时可出现瞳孔放大。

中医学认为若面痛遇寒加重,得热减轻,兼流清水鼻涕,流口水等症,舌苔薄白,脉浮紧者为外感风寒所致;若面痛呈灼热感并流口水,目赤流泪,舌苔黄,脉浮数者,为外感风热;若面痛呈灼痛样,并有烦躁易怒、口渴便秘、舌苔黄而干、脉弦数者,为肝胃邪火上扰;若痛势缓和,病史较长,并有腰酸神疲,遇劳面痛发作或加剧,舌红少苔,脉细数者,为阴虚火旺。

四、诊断

三叉神经痛的诊断主要依据病史、疼痛部位、疼痛性质、发作表现、影像学检

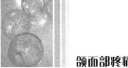

查,以及神经系统有无阳性体征。一般原发性三叉神经痛依据临床表现诊断并不困难,为了准确地判断疼痛的分支和疼痛涉及的范围,可以采用局部利多卡因阻滞麻醉,如疼痛停止,1小时内不发作,即可确定分支。而继发性三叉神经痛,其疼痛不典型,常呈持续性,一般患者初发年龄较轻,病程也较短暂,应着重怀疑可能是肿瘤所致。若年轻的患者有不典型三叉神经痛,特别是双侧三叉神经痛,应怀疑多发性硬化症。检查时在三叉神经分布区域内,出现其他病理症状,如角膜反射减低甚至丧失,常提示为继发性三叉神经痛。此外,伴有三叉神经分布区域的痛觉、温度觉、触觉障碍,还可能出现咀嚼肌力量减弱或萎缩,当怀疑为继发性三叉神经痛时,应进一步做详细的临床检查,按需要拍摄头颅X线片(特别是颅底和颞骨)并做腰椎穿刺与脑超声波检查以及CT、MRI、造影等检查以明确诊断。

第二节 面　瘫

一、概论

　　面瘫(facial paralysis)也称面神经麻痹,俗称"歪嘴巴""歪歪嘴""吊线风",它是以面部表情肌群运动功能障碍为主要特征的一种常见病,是部分或完全丧失面神经功能。中医学认为本病属"风邪""偏瘫""偏枯"或"口眼㖞斜"范畴。《黄帝内经》记载:"风者,百疾之长也",即风邪是所有外部致病因素的首恶。由于气血虚弱或外感风寒之邪,使经脉空虚,致经络阻滞、气血运行不畅、经脉失养而致。它是以口眼向一侧歪斜为主症。是脑神经病变中最常见的疾病。由于面神经的路径长而复杂,所以很多因素均能导致面瘫。根据引起面神经损害的部位不同,分为中枢性面神经麻痹与周围性面神经麻痹两类。中枢性(核上性)面神经麻痹,病损部位位于面神经核以上至大脑皮质之间,即在一侧皮质脑干束受损时,称为中枢性或核上性面神经麻痹。其中,周围性面瘫发病率很高,而最常见的为面神经炎或面部的部分麻痹。即俗称的"面瘫"。鉴于面瘫可致面容变得十分怪异,因此常被称为"毁容病"。面神经运动纤维发生病变所造成的面瘫称为周围性面神经麻痹。中医学则将其分为风寒外袭和痰浊内阻两型。

二、病因

　　本病可发生在任何年龄,但以青壮年多见,男多于女,多发生于秋末冬初。本病发病较急,往往发病突然,多在清晨醒来时发现口眼向一侧歪斜,仅表现为单纯的面颊筋肉迟缓,而无半身不遂、神志不清等症状,多为急性非化脓性茎乳孔内面神经炎所致。病因中感染性病变占了较大的因素,为 42.5％。感染性病变大多是由潜伏在面神经感觉神经节内休眠状态的带状疱疹病毒被激活引起。另外,中毒如酒精中毒、长期接触有毒物等也能导致面神经麻痹。此外,代谢障碍如维生素缺乏、糖尿病、血管功能不全、先天性面神经发育不全也能引起面神经麻痹。面部突然受冷风侵袭是常见诱因。

中医学认为,由于起居不慎、忧思恼怒过度或素体气血亏虚,正气不足,脉络空虚,风寒之邪乘虚侵袭,客于少阳,阳明脉络,以致经气阻滞经筋失调,筋肌纵缓不收而致病。

中枢性面神经麻痹可因脑血管疾患或脑肿瘤而引起。它表现为颜面部下部肌肉瘫痪,眼不能闭合,鼻唇沟变浅,口角歪斜向对侧,同时常伴有肢体瘫痪等。病理变化主要是面神经水肿及其髓鞘或轴突可具有不同程度的变性,而在茎乳孔与面神经管内的部分更明显。有些患者乳突与面神经管的骨细胞也可看到变性。

三、临床表现

起病突然,无自觉症状,可于数小时内或 1～2 天内达到完全面瘫,患者大多诉述临睡时还毫无异常,常常是在睡眠醒来时发觉一侧面部肌肉板滞麻木瘫痪、额纹消失、眼睑闭合不全、眼裂变大、口角下垂、歪向健侧、流泪、流口水、不能抬眉皱眉、露齿、不能鼓颊和吹口哨、鼻唇沟平坦;舌苔薄白,脉浮紧或浮缓。部分患者在发病早期有耳内、耳后、下颌角附近出现疼痛感及病侧面部僵硬,有发胀感,也有的患者会有患侧听觉过敏,舌前 2/3 部位味觉消失或面部无汗等。

中医学认为病及阳明胃腑。若病程延长,兼见患侧面肌跳动,自觉发紧或面肌痉挛,口角歪向病侧者,则为肝血亏损,筋脉失养。

四、诊断

本症具有突然发作的病史与典型的周围性面瘫的症状,诊断并不困难。面神经麻痹只是一种症状或体征,必须仔细寻找病因,如能找出病因并及时进行处理,如重症肌无力、结节病、肌瘤或颞骨感染可以改变原发病及面瘫的进程。面神经麻痹也可能是一种危及生命的神经科疾患的早期症状,如脊髓灰质炎等,若能早期诊断能够挽救生命。调查显示心理因素常是引发面神经麻痹的重要因素之一。面神经麻痹发生前,有相当一部分患者存在身体疲劳、睡眠不足、精神紧张及身体不适等情况有关。再根据味觉,听觉及泪液检查结果,还可以明确面神经损害部位,从而做出相应的损害定位诊断(中枢性还是周围性)。

第三节 面肌痉挛

一、概述

面肌痉挛(facial spasm)又称面肌抽搐或半面痉挛,属中医学的"面风""筋惕肉瞤"等范畴。是一侧面神经受激惹而产生的功能紊乱综合征。为阵发性半侧面肌的不自主抽动。通常情况下仅限于一侧面部,偶尔也可以见于两侧。常始于眼轮匝肌,随即波及口轮匝肌。几个月至几年内会逐渐加重,严重者整个面肌及同侧颈阔肌都会发生痉挛。眼轮匝肌痉挛严重时,可使眼不能睁开,安静时症状减轻。情绪紧张、疲劳激动时症状加重、睡眠时症状消失。面肌痉挛危害较大,如果不采取措施,不仅影响个人情绪,还会形成恶性循环,造成面部肌肉萎缩。

二、病因

原发性面肌痉挛的病因目前尚不清楚,可能是在面神经传导上的某些部位存在着病理性刺激所致。有人认为小脑脑桥角的动脉压迫面神经根致面肌痉挛。也有人认为面神经根处纤维损伤变性致面神经运动神经元胞体结构改变,同时影响面神经核团的大脑皮质区而出现跨神经元退变。加之中枢的兴奋灶因脱髓鞘性变不能正常下传,使这个兴奋灶在中枢内不断积蓄。当电兴奋灶叠加到一定程度时就形成一种爆发式下传,使其功能发生异常,即出现面肌抽搐。此外,当小脑桥脑角处的一些占位性病变如肿瘤压迫面神经或血管异常压迫等均可出现面肌抽搐。还有一些全身性疾病,如多发性硬化病也可引起面肌抽搐。另外,面神经麻痹的后遗症常可产生瘫痪肌的痉挛或联带运动。

中医学把本病归于"胞轮振跳"范畴。认为是由于素体阴亏或体弱气虚引起阴虚血少,筋脉失养或风寒上扰于面部而致。病在面部阳经,与肝、脾、肾、胆、胃等脏腑有关。病性或虚或实。多因七情所伤,肝阴暗耗,过度疲劳,耗伤气血,或因产后失血过多,或阴虚阳亢引起。以上多属原发性。亦可有口眼歪斜史者因风寒未除,筋脉收引所致。

三、临床表现

原发性面肌痉挛好发于中年,女性多于男性,早期发病抽搐多数先从眼轮匝肌开始,呈间歇性,无法自我控制。以后逐渐向同侧面部表情肌扩展。其中以口角肌最为明显(个别人出现双侧抽搐)。精神越紧张、激动,抽搐越严重。睡眠时停止发作,少数患者在抽搐时伴有面部轻度疼痛,个别患者还伴有头痛,有的还伴有同侧舌前味觉改变,神经系统检查无其他阳性体征。由于面肌抽搐的初期症状仅为眼睑跳动,所以一般不会引起人们的重视,经过一段时间发展成为面肌痉挛,累及口角,严重者还会涉及颈部。发作时患者半侧面肌呈阵发性抽搐,眼睑紧闭,口角歪斜,抽搐时间短则数秒钟,长则十余分钟,严重影响视力,语言,饮食和工作。有时可和三叉神经痛同时发作。晚期病例可伴有面肌无力萎缩,舌前 2/3 味觉丧失。本病为缓慢进展的一种疾病,一般不会自愈。

面肌痉挛分为两种。一种是原发性面肌痉挛,另一种是面瘫后遗症产生的面肌痉挛。这两种类型的面肌痉挛可以在症状表现上区分出来。原发性面肌痉挛在静止状态下也会发生痉挛,数分钟后缓解,不受控制。面瘫后遗症产生的面肌痉挛只在做眨眼抬眉等动作产生。

四、诊断

根据面肌痉挛的临床症状与特点,不伴有其他神经系统的阳性体征。通过肌电图扫描就可以显示肌纤维震颤和肌束震颤波,容易确定诊断。

第四节　颞下颌关节紊乱病

一、概述

颞下颌关节紊乱病(temporomandibular disorders,TMD)是口腔颌面常见的疾病之一。其诊断和治疗往往涉及多个学科。本病并非指单一疾病,它是一类病因尚没有完全清楚,而又有相同或类似临床症状的一组疾病的总称。通常都有颞下颌关节区及(或)咀嚼肌疼痛,下颌运动异常和伴有功能障碍,以及关节弹响、杂音及破碎音等 3 种症状。亦可单独累及颞下颌关节或咀嚼肌群,也可两者都有。

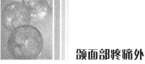

但又不是指那些具有以上症状,原因清楚的疾病,如感染性颞下颌关节炎、类风湿关节炎累及颞下颌关节,及颞下颌关节肿瘤等。本病多数为功能紊乱性质,也可累及关节结构紊乱,甚至发生器质性破坏。但是一般都有自限性,属肌肉骨骼类紊乱疾病。

颞下颌关节紊乱病好发于青中年,以 20～30 岁患病率就诊率最高,国外统计资料在 28％～88％ 之间。我国何珊珊对 1 297 名医学生调查,患病率为 18.3％;徐樱华等应用 Helkimo 指数为标准对 1 321 名大学生进行了流行病学调查,主诉阳性症状者为 13.1％,客观阳性症状者为 75.78％。近年来发病后就诊率增高。初发常是一侧,有的也能逐渐发展到两侧。本病多属功能紊乱,但也可有关节结构紊乱或损害。由于本症的发病原因迄今尚没有完全阐明,因此对命名也比较混乱。当今,国内外可以看到多种不同的名称,如科斯登综合征、筋膜疼痛功能紊乱综合征、颞下颌紊乱征、颞下颌关节紊乱综合征、颞下颌关节内或颞下颌关节内错乱,直到近年来国际上广为接受与应用称谓:颞下颌关节紊乱病。

二、病因

颞下颌关节紊乱病的发病原因至今尚未完全阐明。有些人强调殆因素与本病有关,有些人则完全否定殆因素而强调是精神心理的原因。但不管哪一种说法,均不能圆满解释本病的发病过程及临床的全部症状。因此,多数人根据临床和实验的研究,认为本病是多因素相互作用所致。一般认为与以下因素有关。

1. 心理社会因素

患者常有情绪焦虑、精神紧张、容易激动或发怒,以及失眠等精神症状,有些患者精神情绪因素与发病之间的因果关系明显。若是慢性迁延的患者,也可发现精神因素对症状反复发作的影响。

2. 殆因素

本病患者的临床检查常可发现明显的咬合紊乱。如牙尖早接触、锁殆、深覆殆等。或有多数后牙缺失、咬合面过度磨耗致垂直距离降低等。

3. 关节负荷超重

动物实验研究证实,颞下颌关节是一个负重关节。若过度负重超出生理限度,则可造成关节的退行性改变,甚至破坏。

4. 免疫因素

通过免疫学研究,证明关节软骨的主要成分如胶原蛋白多糖与软骨细胞均有抗原性。由于关节软骨有基质包裹,从胚胎到成人都和血液系统隔绝,成为封闭的抗原,不能被自身免疫系统识别。若因外伤或疾病等原因而使这些封闭抗原暴露于免疫系统,引起自身免疫反应。国内谷志远、张震康等的多项实验表明,本症也有细胞免疫的参与。

5. 关节解剖因素

人类的进化过程中,食物性状的改变,语言功能的发展,均造成颞下颌关节及颅面结构的改变。

6. 其他因素

关节区遭受冷刺激,不良的姿势,如用手经常支撑下颌的动作,长期低头伏案工作,造成头颈部肌肉的紧张和张力的不平衡,均可引起肌肉功能的紊乱,从而影响下颌骨髁突的正常位置而诱发本病。

7. 中医学观点

中医学的观点认为,本病的发生原因与肝肾亏虚,风寒侵袭有关。肝主筋,肾主骨。肝肾不足则筋骨弛软而失约束之力,复被风寒侵袭,滞留于经络,阻遏气血而致筋脉失养,拘急为痛,故诸症丛生。

三、临床表现

1. 下颌运动异常

下颌运动异常包括开口度异常(过大或过小),开口型异常(偏斜或歪曲),开闭口运动出现关节绞锁等。正常成人自然张口度约为 4 cm。呈"↓",不偏斜。如两侧翼外肌功能亢进,在开口活动时髁突超越关节结节而出现开口度过大。若慢性滑膜炎则出现开口度过小。若一侧翼外肌痉挛或不可复性关节盘前移位,则出现开口偏向患侧。若关节盘脱出、破裂,已成为关节活动中的障碍物,在开口运动时,髁突要做一个特殊动作,绕过关节盘的障碍后,才能完成大张口运动,表现为关节运动绞锁症状。

2. 疼痛

主要在开口或咀嚼运动时,关节区或关节周围肌群的疼痛,一般无自发痛,但如急性滑膜炎发作时也偶有自发痛。若关节有器质性破坏,或肌痉挛时,相应的关节区有压痛。有些患者可有扳机点。此外,一些长期不愈的患者,常有关节区酸胀、发沉的感觉,咀嚼肌容易疲劳。颞部、面颊、枕部等处可有疼痛或感觉异常。

3. 弹响和杂音

本症在开口活动时常有异常声音:①当开口时"咔咔"的声音,多为单音,有时

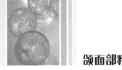

会呈双音。可复性关节盘前移位时可出现这类弹响;②当开口运动时发生"咔叽、咔叽"的破碎音,多为双声或多声,常提示为关节盘穿孔、破裂或移位;③在开口运动中有连续的像揉玻璃纸样的摩擦音,多提示骨关节病变,软骨表面粗糙,相互摩擦造成。

近年来,国外有许多学者发现咀嚼肌疼痛与头痛有明显的关系。紧咬牙也与头痛有明显关系。因此,有的学者把头痛列为本症的第 4 个主要症状。此外,还常伴有如各种耳症、眼症,以及吞咽困难、言语困难和慢性全身疲劳等。

四、诊断

根据病史及临床表现,结合常用的影像学方法诊断颞下颌关节功能紊乱病并不困难。X 线平片(许勒氏位或髁突经咽侧位片)检查,可以看到关节间隙改变和骨质的改变(如骨质破坏、增生、硬化、囊性变)。关节造影(多为上腔造影)和磁共振成像检查,可见关节盘移位,穿孔、关节盘附着的改变等。

第五节 牙 痛

一、概述

牙痛是口腔牙齿疾病最常见的症状之一。很多牙病能够引起牙痛。常见的有龋齿、急性牙髓炎、慢性牙髓炎、根尖周炎、牙龈炎、牙周炎、牙本质过敏等。此外,某些神经系统疾病如三叉神经痛、周围性面神经炎;身体的某些慢性疾病,如高血压患者牙髓充血;糖尿病患者牙髓血管发生坏死;心血管疾病,心绞痛发作时,往往首先表现为牙痛。所有其症状主要是牙痛、咀嚼困难、遇冷热酸甜或机械刺激时疼痛加重,治疗时要首先查证牙痛病因。

二、病因

现代医学认为牙痛多由牙齿本身、牙周组织急慢性炎症等原因引起,并有相对应完善的治疗原则与体系,本书不再赘述,并建议临床医生按规范诊疗,本书仅就中医对牙痛的认识进行总结归纳,以供参考。

中医学对牙痛的认识很早,在黄帝内经的《灵枢·经脉》篇记载:"大肠手阳明之脉……是动则齿痛"。十二经脉中手阳明大肠经入下齿,足阳明胃经入上齿,无论是风热外袭还是胃火炽盛,火邪循经上炎,均可引起牙痛。又因肾主骨,齿为骨之余,肾阴不足,虚火上炎,也可引起虚火牙痛。中医学认为,牙痛主要多因风热邪毒留滞脉络,胃腑积热,风火及肾,肾火循经上扰或肾阴不足,虚火上扰而致。所以中医学将牙痛的病因分为两种:一为胃火循经上扰所致的实证;一为肾阴不足虚火上炎所致的虚证。此外,也有过敏或过食甘酸之物,口齿不洁,垢秽蚀齿而牙痛。牙痛甚烈,兼有口臭,口渴,便秘,脉洪等症,为阳明火邪。痛甚而龈肿,形寒身热,脉浮数等症状者,为风火牙痛。隐隐作痛,时作时止,口不臭,脉细或齿浮动者,属肾虚牙痛。

三、临床表现(中医学观点)

1. 胃火炽盛牙痛

(1)症状:牙痛剧烈,牙龈红肿,甚至出血,遇热更痛,伴有口臭,口渴,便秘,尿赤,舌红,苔黄,脉搏洪数。

(2)分析:素体阳盛或久郁化热,或热邪犯胃,引起胃火炽盛,足阳明胃经入上齿,胃火循经上犯,因此牙痛剧烈,牙龈红肿甚至出血,遇热更甚。口臭、便秘、尿赤、舌红苔黄、脉洪数等,这些症状与胃火炽盛有关的。

2. 风火外袭牙痛

(1)症状:发作急骤,牙痛剧烈,牙龈红肿胀痛,咀嚼痛重,喜凉恶热,兼恶寒发热,口渴,舌红,苔薄黄,脉搏浮数。

(2)分析:风火之邪外袭,侵犯阳明,少阳经脉,循经上攻于牙龈,故见发作急骤,牙齿疼痛,齿龈红肿胀痛,咀嚼痛,喜凉恶热,风火相煽,热毒炽盛,故见发热,口渴,腮颊肿胀,舌质红,舌苔薄黄,脉搏浮数,均为风火外袭之象。

3. 虚火上炎(肾虚)牙痛

症状:牙齿隐隐作痛,时轻时重,午后或夜间加重,日久不愈,牙龈萎缩,牙根松动,咬物无力,兼有腰背酸软,头晕眼花,心慌口干,不欲饮,舌质红嫩,少苔或无苔,脉细数,均系虚火上炎之征象。

四、诊断

牙痛是指牙齿因各种原因引起的疼痛,为口腔疾病中最常见的症状之一。主要表现为牙齿疼痛,如咀嚼困难,遇冷热酸甜疼痛加重。无论是牙龈牙周和牙本质的疾病均能引起疼痛。现代医学认为牙痛多由牙齿本身、牙周组织及牙周脓肿、根尖炎症、冠周炎及急性化脓性上颌窦炎等引起。此外,三叉神经痛也常有牙痛表现,但致病机制等均与本病有所差异。中医学的"齿痛""牙痛"范畴,需结合临床症状仔细鉴别。

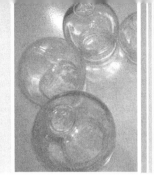

第三章
常见的中医外治方法

第一节 按 摩

一、概论

　　按摩也称推拿,是我国劳动人民在长期生活中,与疾病做斗争中创造的一种卫生保健方法。也是从长期医疗实践中不断发展和完善起来的一门学科。中医学认为按摩可以平衡阴阳,调和脏腑,疏通经络,加强营卫气血功能,从而达到扶正祛邪的作用。大量科学研究及实践表明,各种按摩推拿的手法是由各种动作所产生的力,在机体上引起一系列的反应。人体接受按摩以后,能够使大小循环系统畅通,改善血液循环,加速人体每一脏器组织的新陈代谢,消除疲劳,解除病痛,具有延年益寿的功效。它是人们很早采用的医疗方法之一。手不仅是劳动的产物,也是劳动的工具。当人们在生产劳动和生活中遇到损伤或者寒冷时,就会自然而然地用手去抚摸。经过手的抚摸,觉得疼痛和寒冷减轻或消失。汉代《史记》中就有秦代名医扁鹊用按摩、针灸治好虢国太子,尸厥症的记载。《金匮要略》中还曾介绍"自缢死"的按摩急救手法,这是非常珍贵的有关"人工呼吸"手法的最早文献。这些按摩的方法为推拿学的形成和发展奠定了基础。隋唐时代,按摩盛行,并传入日本。至宋元时曾一度衰落。明清按摩又有了新的发展,由按摩治疗成人疾病逐步扩大到治疗小儿疾患。新中国成立后按摩各学科受到重视,并为祖国的医疗保健事业做出了新的贡献。

二、按摩的起源与发展

　　按摩可分为西式按摩和中医按摩。本书主要是讲传统的中医按摩。中医按摩是一种适应证十分广泛的物理疗法。属养生家的外治法范畴，已有几千年的历史。可由他人按摩，也可自己按摩，不受时间环境条件的限制。早在远古时期，古老的中华民族就逐渐有了按摩医疗的实践。按摩古称"按跷"，是指医生用自己的手或上下肢来协助患者进行被动运动的一种传统医疗方法。"按跷"这个名称来源也说明了这一点。"按"是用手，"跷"是用脚。合起来就是手足并用，即借助外力作用于人体，以被动方式达到治疗目的。这样，原本是人类本能地重复应用一些能够祛病的抚摸手法，经过长时间的延续，这些原始的手法，得到了进一步的发展和积累。人们也认识到了按摩对人体功能的作用，按摩逐渐成为自然医疗方法和活动。对于按摩推拿的作用认识，在我国古代医学著作中早有记载，如黄帝内经《素问·举痛论》中载道："寒气客于背，命之脉，则脉涩，脉涩则血虚，血虚则痛，其俞注于心，故相引而痛，按之则热气至，热气至则痛止矣。"另一本《调经论》说："神不足者，视其虚络，按面致之，以通其经，神气乃平。"另外《医宗金鉴·正骨心法要旨》中也写道："因跌打闪失，以致骨缝开错，气血凝滞，为肿为痛，宜用按摩法，按其经络，以通郁闭之气，摩于壅聚，以散郁结之肿，其患可愈。"由此可见，按摩作用广泛，涉及治疗的方面很广，并非一般也。

按摩的发展可分为以下几个时期：

1. 先秦时期

在几千年前，我们的祖先就已经为中医按摩奠定了一定的基础，并逐步形成了一门独特的按摩术。殷商时代，有了文字考证的历史。在发掘的甲骨文中九记载了"摩面""干沐浴"等自我按摩方法。这种按摩方式不仅可以治病，还有强身保健功能。当时人们就把按摩作为治病保健的方法。当时在宫廷中已经出现了专职按摩师，同时很多有名的医师都进行按摩治疗。在先秦时期按摩主要用于治疗和养生保健，同时也出现了使用和制造按摩器具的记载。

2. 春秋战国时期

在春秋时期，按摩术已是大众常用的治病和保健的方法。到战国时期，我国最早的医书《黄帝内经》中已有按摩术的记载，其中《素问·异法方宜论》中有："中央者，其地平以湿……故其病多痿厥寒热，其治宜导引按跷。"的记载，由于古人所谓的按摩常包括气功在内（古称导引），那时按摩被称为按跷。由于该法简单实用，因此这一方法在我国各个时期得到了很快的发展。

3. 秦汉时期

在秦汉时期的按摩有了进一步发展，并是一个重要阶段。医学著作较完整地记载了按摩防治疾病的方法。据《汉书·艺文志》记载，当时有《黄帝岐伯按摩经》十卷，是我国最早的按摩学专著。现存最早的医学经典《黄帝内经》有许多有关按

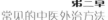

摩的记载,代表了当时按摩学的发展水平。汉代名医张仲景将按摩中的膏摩与导引等法并列,作为保健养生的方法。东汉时期的《金贵要略》和《伤寒论》成为中医辨证论治体系的奠基之作,其中按摩治法虽不多,但在按摩发展史上的影响却极为深远。按摩手法也成为中医学上的重要内容被广泛传播。因此,中医临床治疗学最重要的原则就是在这个时期奠基和构筑而成的。按摩术也在这个时期逐步发展成为一门具有民族特色并有理论基础的中医学科。

4. 魏晋隋唐时期

该时期在中国历史进程中前后将近700年,是按摩发展的鼎盛时期,期间有不少将按摩应用于救治疾病的记载。如葛洪《肘后救卒方》记载:"闭气忍之数十度,并以手大指按心下宛,宛中取愈。"按摩保健也发展较快,广泛应用于防病养生。尤其自我按摩得到充分发展。又如葛洪《抱朴子》记载:"腹痛者……亦还以自摩,无不愈者。"还有巢元方《诸病源候论》、孙思邈《千金方》及王焘《外台秘要》中,集中记载了推拿按摩在这一时期的杰出成就,那时按摩成为皇室宫廷医学教学的四大科目之一。我国医学得到迅速发展。随着对外文化交流的发展,我国按摩医学开始传到了日本、朝鲜、法国等。同时国外按摩方法也流入我国,并得到发展。

5. 宋金元时期

该时期太医取消宫廷教育设置的按摩科,使得按摩术不仅没有得到应有的发展,反而受到了严重阻碍。这一时期可以称为中医按摩史上的"灾难期"。但按摩推拿的发展还是取得了一定的成果。这一时期主要体现在推拿作为一种治疗方法广泛应用于临床各科,并在此基础上产生了丰富的诊疗理论。使得按摩治疗作用的认识不断深化。如宋代大型医学著作《圣济总录》精辟概括了按摩的作用机制。提出"以形达易于为宜"的论点。充分肯定按摩养生,防病的功效。明确对按摩的手法要进行具体的分析,而后才能正确认识按摩的作用和临床应用。收集民间草方、验方为主的《太平圣惠方》记载和保留了一部分宋代医家在按摩史上所取得的成就。元代名医危亦林《世医保效方》记载有以身体重力牵引复位的各种方法。金代攻下论代表张子和《儒门事亲》认为按摩也具有汗、下、吐三法的作用,对按摩的治疗作用提出了新的见解。该时期按摩虽不及晋唐兴盛,但在养生保健中得以广泛应用和推广,并为当时的文人道家所推崇。这也成为按摩在这一历史时期的特点。

6. 明清时期

明代按摩术改称为推拿。当时的太医院设十三科进行医学教育。推拿成为医疗十三科之一。当时推拿有两个发展特点:一是"按摩"之名开始有"推拿"之称。究其原因可能是由于封建礼教的束缚。按摩科于明隆庆五年(1571年)被官方取缔。此时恰逢小儿推拿的兴起,其影响之大,以至于本来专指小儿按摩的"推拿"一词,从明代起,广泛取代了按摩概念。二是形成了小儿推拿的独特体系。小儿推拿不仅是诊治小儿疾病中的应用,而是在理论、手法、穴位上都有了不同于其他临床各科的特点,并有较多小儿推拿专著问世。当时《小儿按摩经》是我国现存最早的按摩专著。同时还有《小儿推拿秘诀》《小儿推拿广义》及《厘正按摩要术》等相继问世。除全身按摩和小儿按摩之外还认识到足部按摩的神奇作用。传统的中医学理论认为人有"四根"即耳根、鼻根、乳根、足根(跟),而足根是四根的根本。"人老先衰脚""木枯根先竭""寒从脚下起"等这些论述说明了足部对人体的重要,因此也就有了足部按摩治病的方法。清代医学专科多次变动,太医院撤销了按摩科,但正骨推拿,一指禅推拿等保健按摩技艺却都相继取得了很大成绩。此外,中医学外治法之一的推拿与其他外治法和药物疗法在临床应用中相互补充,相互配合。吴师机《理瀹骈文》是清代外治法中很有影响的著作。该书把推拿、针灸、刮痧等数十种疗法列为外治法,并将药物熬膏,或敷,或擦,或摩,或浸,或熨,或熏的方法,使古代的膏摩、药摩得到了发展。

7. 民国时期

民国时期政府限制中医发展,以及西方医学的冲击和影响,使得按摩一度进入低潮期。但这一时期也有一些名医和按摩名著。现在流传的有女中医冯玉书著的《推拿捷径》。她在书中巧妙地运用歌赋的形式将难解的推拿手法编写出来;曹泽普则从解剖知识和机械力作用的角度完成了《按摩术实用指南》。杨华亭的《华氏按摩术》以集古代秘法和现代西洋法于一体,并且涉及生理学、病理学、解剖学、电磁学等支持,从而得到了充实和发展。而推拿学科的发展存在于民间,以分散的形式在民间存在和发展。

8. 新中国成立后

新中国成立初,百废待兴,中医学随着中国建设的曙光枯木逢春蓬勃发展。按摩的临床教学,科研及按摩著作的出版和人才的培养都出现了空前繁荣,随着现代社会的进步与人们物质生活水平不断地提高,按摩医学也进入了发展的新时期。由于单纯生物医学模式正在向生物—心理—社会医学模式发展,人们治疗疾病的方法也从偏重于手术和合成药物的广泛应用逐渐向重视自然疗法和非药物治疗的转变。按摩具有简便、舒适、有效、安全的特点。它独特的医疗作用与方法已引起国内临床医学工作者重视。按摩范围逐渐扩展,开始涉及心脑血管、神经、内分泌等疑难杂症,而且在传统按摩手法的基础上又发展出捏脊疗法、推拿麻醉等,并运用于临床。同时许多按摩器械被发明创造出来。20 世纪 70 年代后期以来,我国按摩专业人员与国外有关人士进行了广泛的交流,由于国外按摩知识近 30 年来才开始发展,我国按摩学者出国医疗讲学活动,赢得了国外人士的好评。因此,现在全世界都注视着按摩这一古老而又年轻的学科,许多外国学者和医务工作者纷纷来到我国学习。相信在目前科学发展的新时代,学科之间相互渗透为按摩医学的发展提供新的机遇和空间,不久的将来,富有浓郁中华民族特色的按摩学必将得到充分的发展并进入一个崭新的时期。

人们常把按摩叫作推拿。其实,严格地说"按摩"与"推拿"两者是有区别的,分开来说"按"指的是向下后向内外用力,使凸起的伤骨平复或脱位的肢体恢复正常。"摩"是指用大拇指或手掌揉擦患处,主要用于皮肤、筋肉等软组织的伤后康复。"推"是用力向后推移使扭错的关节正常复位。"拿"则是以一手或双手固定患处,用于疼痛筋骨的治疗康复。这是按摩的物理矫治作用。不管是按摩还是推拿,都是借助两手手法的力量,通过在人体上按、推、捏、揉等综合的手法,激活体内的血液和淋巴的循环,以舒经(筋)活血,消肿止痛,松解粘连挛缩及滑利关节肌肉,进一步调节神经系统与内脏功能等多种作用,达到治疗及保健的目的。概括起来不外乎是调整阴阳、调理脏腑、疏通经络、调和气血、调理筋骨、缓急止痛、扶正祛邪,提高机体抗病能力等作用,促使身体快速完成从亚健康状态向健康状态的转变。总之经常按摩可以改善亚健康状态。

三、按摩的作用原理

按摩疗法是一种古为今用,行之有效的中医学疗法。按摩师通过使用恰当的手法作用于人体体表的经络腧穴及特定部位,引起人体自主神经变化从而调节脏腑的功能,以调节机体的生理、病理状况,从而达到治病保健的目的。现代研究表明,按摩对机体的各系统的生理功能均具有良性的调整作用。各种手法不仅是一种机械性力的刺激对人体局部起到作用;另一方面,还可能转换成各种不同能量和信息,通过神经体液等系统的传递,对人体的各个系统及镇痛机制等均产生影响。就此起到治病保健养生的作用。

1. 按摩的作用

按摩推拿的作用机制是疏通经络、行气活血、平衡阴阳、去邪扶正。

其具体表现有以下 9 个方面:

(1) 中医学认为人体上共有 20 条经络,纵横全身,沟通里外,连接左右。当按摩时,手上的机械能转化为热能,促使毛细血管扩张,增快了血液和淋巴的循环流通,起到舒筋活络的功效。

(2) 经按摩改善了局部的血液与淋巴循环流通,促进和加速水肿及炎症的吸收,使肿胀与挛缩得以消除,可以起到消肿止痛的效果。

（3）经按摩可以疏解气血瘀滞,促进韧带关节炎等软组织的新陈代谢促进其代谢功能旺盛以改善韧带的弹性,以此解除软组织的痉挛粘连,促进软组织内水肿的吸收达到对受损软组织的治疗作用,瘀滞的气血自然可以得到疏解和畅通。

（4）按摩可有助于强健消化功能,有预防腹泻便秘的作用。揉捏腹部时,能促进胃肠蠕动,增加消化腺体的分泌,有利于消除脘腹疼痛,改善胃肠功能。

（5）调整神经系统,恢复正常的兴奋与抑制,有助于改善失眠及降低血压。如按摩颈部能调节大脑及上肢的血液循环,如按摩背腰可以调节胸腔、腹腔、盆腔器官的功能活动。

（6）现代研究表明,体质虚弱施行按摩可以使白细胞总数增加,其中淋巴细胞比例明显增高,血清补体效价增加,红细胞总数增加,白细胞吞噬能力有不同程度的提高。从而增强人体体质,提高人体免疫功能。另外,长时间按摩产生的温度也能使白细胞数量增加或增加白细胞中在免疫功能上有特别重要作用的淋巴细胞数量。

（7）按摩能提高机体的"痛阈"。如以轻手法按摩内关穴或以重手法按压内关穴,都可以明显提高机体的痛阈,从而缓解疼痛。其镇痛效应以手法作用后即刻最为明显,按摩还可以通过改变血液中致痛物质的含量而使疼痛减轻。另外按摩后可降低人体中儿茶酚胺含量抑制交感神经,从而缓解酸痛的感觉。

（8）按摩能促进已死亡的上皮细胞脱落,改善皮肤的呼吸,有利于汗腺、皮脂腺的正常分泌。使浅表的毛细血管扩张,增加皮肤的血液供应,促进局部皮肤组织的新陈代谢,改善皮肤组织的营养,还促进皮下脂肪的消耗和肌肉的运动,提高肌肉的收缩力量。从而使代谢增强,皮肤红润,有光泽和富有弹性。

（9）消除疲劳改善亚健康:现代的上班族都容易患上慢性疲劳综合征。这是表现为躯体症状,但在发生转化和防治方面与社会心理因素有密切相关的疾病。临床所见经常接受按摩能调节神经功能,提高大脑皮质兴奋,消除紧张和疲劳,改善血液循环加速体内"垃圾"的排泄,促进消化吸收和营养代谢,有效缓解肌肉痉挛,消除肌肉疲劳,从而增强机体抗病能力,有效缓解机体与精神上两个方面的疲劳。促使身体快速完成以亚健康状态向健康状态的转变。总之,经常按摩可以改善亚健康状态。

2. 经络穴位与按摩的关系

中医学认为人体有许多的经络和穴位,经络是人体气血的运输线,穴位是气血的加油站,起到入里出表、通上达下,每个穴位都与脏腑有着密切关系。经过按摩能疏通经络,充盈气血使身体各个脏器都正常运转。因此,按摩前必须知道经络与穴位,了解人体经络循行,彻底明白为什么按压身体的那个穴位可以缓解各种疼痛

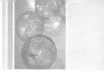

才可有针对性地实施按摩,去除各种不适症状以达到治病强身的目的。

经络分类:

(1)十二经脉在人的身体从胸走向手指末端的有手太阳肺经,手厥阴心包经,手少阴心经;从手指末端走向头面的有手阳明大肠经,手少阳三焦经,手太阳小肠经;从头部走向足部的有足阳明胃经,足少阳胆经,足太阳膀胱经;从足部走向胸部的有足太阴脾经,足厥阴肝经,足少阴肾经。

(2)十二经别是别行的正经,深入躯体深部循行于胸腹及头部的经脉。它能通过沟通脏腑连接脏腑内外表里,加强十二经脉的内外联系,扩大了十二经脉的主治范围,也是十二经脉中最重要的支脉,因它的循行范围较广,有些部位是十二经脉循行不到的地方,故在防病治病等方面有着重要作用。其功能主要是加强和协调经脉与经脉之间,经脉与脏腑之间及身体各组织器官之间的联系。

十二经别的循行特点可用离、入、出、合4个字来概括。在头部阳经经别合于本经的经脉,阴经经别合于其表里的阳经经脉,由以将十二经别汇合成6组称为"六合"。即一合:足太阳经别,足少阴经别;二合:足少阳经别,足厥阴经别;三合:足阳明经别,足太阴经别;四合:手太阳经别,手少阴经别;五合:手少阳经别,手厥阴经别;六合:手阳明经合,手太阴经别。

(3)奇经八脉:是别道奇行的经脉,即十二经脉之外的八条经脉,分别是:①督脉;②任脉;③中脉;④带脉;⑤阴维脉;⑥阳维脉;⑦阴跷脉;⑧阳跷脉。

经脉的作用:①联系脏腑沟通内外;②运行气血营养全身;③抗御病邪保卫机体。穴位,中医学将穴位称为"腧穴"是人体脏腑经络之气输注于体表的特殊部位。穴位是疾病的反应点也是按摩治病的关键部位。

穴位分别归属于不同的经脉,经脉又联络于不同的脏腑,所以按摩穴位就可以治疗相应脏腑的疾病。穴位按摩时,不时根据被按摩者不同的临床症状加减配合多个穴位分别采用不同的按摩手法,对穴位加以刺激,这样穴位就能将各种刺激传入人体内部,激发人体正气、抵御疾病、调节阴阳达到治疗疾病的目的。

人体的穴位分为三大类:①十四经穴;②奇穴;③阿是穴。十四经穴简称经穴,属于十二经脉和督脉,任脉循行其上的穴位,有固定的名称、位置和归经,具有主治本经病症的共同作用,是穴位的主要部分。奇穴,也称"经外奇穴"是指十四经穴之外具有固定名称位置和主治作用的穴位与经络也有密切的联系这类穴位的主治范围比较单纯,大多数对治疗某些病症有特殊效果,如四缝穴治疗小儿疳积,定喘穴治哮喘等。阿是穴又称"压痛点"这类腧穴既无固定名称,也无固定位置,又没有固定的主治病症,只是以疼痛部或与疼痛有关的压痛点、敏感点作为穴位。"阿是"的由来是源于当医生按压这个穴位时,患者发出"啊"声而产生。穴位由于每个人的体形,体格并不是完全一样,人与人之间的穴位也不是完全一样的。人体穴位是通过人体正中央的前后正中线划分的左右对称。所以人体上除了正中央的前后正中线划分的,且左右对称。人体上除了正中央的穴位外,其他正经上的穴位都是左右各一个。按摩穴位可以治病,穴位有平衡阴阳治病保健的功效。

四、按摩治疗的穴位定位方法

按摩推拿治疗的效果"好与差"这与取穴的位置是否正确有着密切的关系。为了穴位定准,必须掌握好定位的方法。一般常用穴位定位方法有以下3种:

(1)手指同射定位法有以下几种:被按摩者手指为尺寸测量标准来量取穴位的方法,称为"手指同射定位法"或"同射取穴法",又叫"指寸法"。术者根据被按摩人的身材高矮及手指长短粗细,适当做出增减比例,也可用自己的手指来测定穴位。常用的手指同射有3种:①拇指同射是以被按摩者拇指指关节的横度作为1寸;②中指同射是以本人中指节屈曲时桡侧两端纹头之间的距离作为1寸;③横指同射:又名"一尖法",是以食指、中指、无名指和小指并拢,以中指中节横纹处为标准,其四指的宽度为3寸。

(2)简便取穴法:是一种简便易行的定位方法,该法仅适用于少数腧穴的量取。如立正姿势,手臂自然下垂,直立垂手时,中指的尖端所触及的下肢处为风市穴。两耳尖直上连线的中点定百会穴。两手虎口自然平直交叉,手食指压在另一手腕后高骨的上方,其食指尽端到达处取列缺穴。

(3)自然标志取穴法:这是根据人体自然标志来定穴位的方法。人体自然标志有两种:①是不受人体活动影响而固定不移动的标志:例如五官、指(趾)甲,肚脐、乳头等称为"固定标志";②是需要采取相应的动作姿势才能出现的标志。例如,皮肤的皱襞、肌肉部的凹陷,肌腱的暴露处与某些关节间隙等叫作"活动标志"。自然标志取穴法是常用的取穴方法。例如,两乳房中间即是膻中穴,握拳在掌后横纹取后溪穴等。

五、按摩治疗基本常用方法

按摩的科学性是集中在治病原理与手法上。它具有不可缺少的巧妙手法,不可代替的内在力量。手法是理论、技巧和力量的集中表现。在手法的后面蕴藏着先辈们几千年的实践经验和智慧。按摩推拿手法的种类很多,学派不一,说法也有所不同。有的名称相同,而动作有异,有的动作相同,但名称不同。按摩手法可分为两种,一种是主动按摩,即自我按摩的一种保健方法;另一种是被动按摩,是由医生掌握,用于患者的医疗法。按摩手法多种多样,但归纳起来,基本手法有八种:按、摩、推、拿、揉、捏、颤、打。无论哪种按摩推拿手法,都应遵循"快而不乱,轻而不浮,柔而有力,取穴准确"的原则。用力要恰到好处,一定要掌握按摩推拿的操作要领,才能更加有效。

1. 基本手法

(1)按法:是指术者以手指或手掌的不同部位或肘尖着力于一定的部位或穴位上,沿体表垂直方向向深部逐渐用力,有节奏地一起一落,按下加压的手法。可分为指按法和掌按法(见图 3-1)。按法进行操作时应垂直向下按压,固定不移,用力由轻到重,稳而持续,忌用暴力,可身体前倾,凭借体重增加力量。结束时不宜突然放松,而应停留片刻。"按而留之"后慢慢

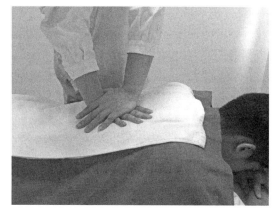

图 3-1 掌按法

减轻力量。功效:舒经活络,疏松肌筋,抑制神经亢进,缓解神经性疼痛,调和阴阳,活血止痛,开通闭塞,祛风散瘀,消肿化滞,温中散寒作用。

(2)摩法:上肢放松腕关节自然伸直用全掌大鱼肌或小鱼肌为着力点,以上臂带动手部做上下或左右的直线往返摩擦作用力浅仅作用与皮肤及皮下。摩法是指术者用手指或手掌贴附于受术者身体的适当部位,予以柔软有节律做直线或环形摩擦抚摩称摩法。根据操作部位的不同,又分为指摩法与掌摩法两种。在摩动时,压力要均匀一致,动作轻柔力度达于皮下。但不带动肌肉,指摩宜快,每分钟约 120 次。掌摩稍重需缓,每分钟约 100 次,摩法以顺时针方向摩动(见图 3-2)。但也可逆时针方向摩动,以顺时针为主。其中

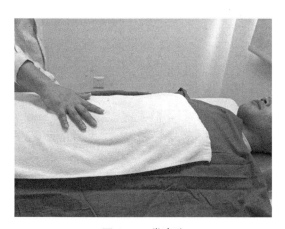

图 3-2 掌摩法

"顺时针为补、逆时针为泻"。"急摩为泻,缓摩为补"。功效:宽胸理气、健脾和胃、温经散寒,活血化瘀,消肿止痛益气养血。

(3) 推法:按经络循环或肌纤维平衡的方向运用适当的压力进行单方向的直线移动。用指或手掌或肘部着力于机体的一定部位,用适当的压力做单方向的直线或弧形移动的手法。常用的推法有单手和双手两种。根据操作的方向,可分为指推法、掌推法和分推法。在推时,术者的手指、手掌鱼际、肘等部位,要紧贴施术部位,用力着实而不浮,重而不滞,推进速度需要均匀、持续、缓慢。沿一定的方向进行单方向操作,不可偏斜或跳跃。根据情况可适当涂抹按摩介质。指推法:用拇指端或面着力,按经络或顺肌纤维方向直线推动,适用于肩背、胸腹、腰臀及四肢部位。掌推法:以手掌根着力体表的一定部位,单方向向前推动,可用两手重叠推动,以增大压力。常用于面积较大的部位如腰背大腿等部位。分推法:用双手从某一部位的中间向两侧分推,称分推法,如从前额正中向两侧分推至太阳穴,称分头面阴阳(见图 3-3)。从膻中穴向下沿两侧肋弓分推至身体两侧,称为分推膻中。从腹部中央分推到两侧,称为分腹阴阳。功效:本法可在各个部位应用,能增强肌肉的兴奋性,加速血液循环,疏通经络,调节神经,舒筋活血,行气消瘀,放松皮肤,调和劳卫,祛瘀消积,导滞扶助正气之作用。

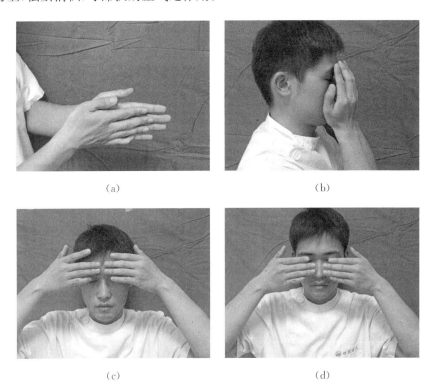

(a)   (b)

(c)   (d)

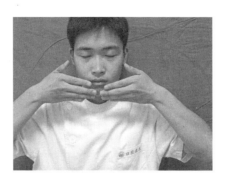

（e）

图 3 - 3　分推法

(a) 双手摩擦至热　(b) 掌心虚空放至面部
(c) 分推额部　(d) 分推面部　(e) 分推颈部

（4）拿法：以术者拇指和其他四指相对用力，持续有节律地提捏患者适当部位的手法（见图 3 - 4）。操作时用力由轻到重，不可突然用力，动作要和缓而有连贯性，有节律；用劲灵活，腕部放松，指间关节自然放松，伸直指腹，用力时避免有指端内扣的现象出现。此外，在施术中不要拧、挤、扭、扯，不可跳跃略过。主治：胃肠功能紊乱，腰腿疼痛、头痛颈强、神经衰弱等。功效：通筋活络，散

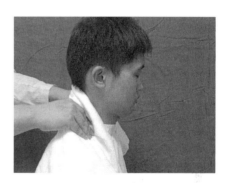

图 3 - 4　拿法

寒祛邪，顺气活血，调节胃肠，分离粘连，缓解痉挛，止痛开窍，消除疲劳，促进新陈代谢。

（5）揉法：以术者拇指或中指螺纹面或手掌掌根或手掌面，大鱼际，小鱼际，前臂皮肤等处固定受术部位，皮肤相对位置不变，轻按于治疗部位上，带动该处皮下组织一起揉动。用力轻柔和缓，由轻到重再到轻，要有节律，速度均匀，以每分钟 120～160 次为宜，在体表移动应慢。由浅入深地进行内外旋转运动的手法（见图 3 - 5）。它还可分为指揉法、拿揉法和前臂揉法。主治：风湿酸痛，肢体麻木或瘫痪，运动功能障碍等。功效：活血化瘀，调整气血，舒筋活络，缓解

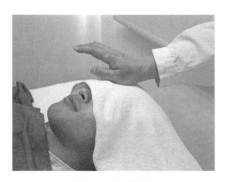

图 3 - 5　揉法

疲劳,理气松肌,消肿止痛,消食导滞,增强免疫力。

(6)捏法:以大拇指与食指、中指或拇指与其余四指夹住肢体的某一部位,用指腹垂直按压穴位用力较重而刺激面积较小,相对用力挤压,要有节律性,力量均匀并逐渐加大,且是利用手指把皮肤与肌肉从骨面上捏起来,叫作捏法。操作时,不宜用力抠以免损伤皮肤。捏法与拿法有某些类似之处,而捏法着重在手指上,拿法则要用手的全力。捏法用力要轻些,拿法用力要重些。捏法是按摩推拿中常用的基本手法并和揉法配合进行。如轻轻挤压肌肉能使皮肤肌腱活动能力加强,并可改善血液与淋巴的循环。浅捏能祛风寒,化瘀血,深捏可以治疗肌腱与关节囊内部及周围因风、寒、湿引起的肌肉关节的疼痛,开窍醒脑,回阳救逆,调整阴阳,舒筋活络,兴奋神经,行气活血,祛风散寒,健脾和胃等。

(7)颤法:颤法是一种由震颤而抖动的按摩手法,以手掌或掌指自然伸直,着力于施术部。用腕部做急剧而细微的震动的手法动作一般以迅速、短促、均匀为合适。以每秒钟颤动10次左右为度。1分钟600次左右为佳。颤法和"动"分不开。因此又叫"颤动手法"。它可以分为指颤法和掌颤法。①指颤法:术者腕关节旋屈,手指自然伸直,以食指和中指指端轻触施治部位,稍用压力做上下快速的震颤动作。使受术部位产生温热颤动、舒适、松弛之感。一般多用在穴位上;②掌颤法:腕关节略背伸,手指自然伸直,以手掌掌面轻触施治部位,稍以压力,做上下快速的震颤动作。功效:理气活血,消除郁闷,消积导滞,解除粘连。

(8)打法:又称叩击法,一般多配合在按摩的最后阶段进行。有需要时,也可以单独使用。打法手劲应轻重有准,柔软而灵活。手法合适才能给患者以轻松感。它是以拳背、掌根、掌侧小鱼际、指尖或桑枝棒击打体表一定部位或穴位的一种击打方法。本法的作用力快速而短暂、刚中有柔、速度均匀而有节奏。击打时不可有拖、抽等动作,并严禁击打骨骼突出的部位。根据受术部位肌肉是否丰满,受术者体质强弱等情况确定施术的力量大小。它又可分为拳击打法、掌击打法、侧击打法、指尖击打法和棒击打法:①拳击打法:术者以单手或双手握拳,在臂力带动下以空拳着力于受术部位,一起一落有节奏地进行击打或以拳背着力于受术部位,缓慢而轻松地击打,双手交替进行,用于肌肉丰满的臀部及腹外侧;②掌击打法:术者手指自然分开,微屈腕关节,伸直或背伸,以掌根或小鱼际部位着力在受术部位击打,用于腰部、背部和四肢(见图3-6);③侧击打法:术者手指自然伸直,腕略背伸,用单手或双手小鱼际部位击打受术部位。主要用于项背部,腰臀及四肢;④指尖击打法(见图3-7):术者两手手指微屈曲,腕关节放松,运用腕关节或大或小的幅度屈伸,以指端重力或轻轻地击打术区部位;⑤棒击打法:术者以桑枝棒,磁疗棒或按摩棒等工具,用棒体平击受术部位。这是一种强制刺激手法,一定要控制击打的力量

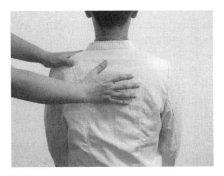

图 3‑6　掌击打法

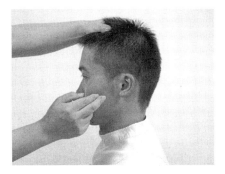

图 3‑7　掌指尖击打法

及方向,用力由轻到重,适可而止,每个部位击打了 3～5 次即可,棒体与受术区的接触面要大,应以棒体的大部分平稳击打受术部位。不可用棒尖,避开肺区、肾区等重点部位。患有严重心脏病及体虚者慎用。功效:舒经活络,调和气血,镇静安神,祛风散寒,活血止痛,舒筋祛瘀,开胸顺气,消除疲劳。

以上基本 8 种按摩手法,是用不同的手法作用于穴位,产生不同的效果,因此,手法与穴位一样是按摩的基础。正确的手法对病症的治疗有非常重要的作用,只有掌握正确的手法才能达到用力于外,作用于内,手随心动,法从手出的功效。

2. 常用穴位与主治病症

与颌面部疾病有关的常用穴位如表 3‑1 所示,据此可以初步选取相关疾病的治疗穴位。

表 3‑1　常用穴位的取穴方法及其对应主治的颌面部疾患

经别	穴位	取穴	主治病症
手太阴肺经	列缺穴	伸臂侧掌,在桡骨茎穴上方,腕横纹上 1.5 寸(两手虎口自然交叉,一手食指压在另一手的桡骨茎突上,食指指尖端凹陷处)	口眼歪斜,齿痛,伤风头痛,项强咳嗽
手阳明大肠经	商阳穴	食指桡侧距指甲角旁 1 分许	牙痛、卒中(中风)、昏迷
	合谷穴	拇食两指张开,另一手拇指关节横纹放在虎口上,拇指下压取穴	牙痛、头痛、感冒、手术痛、卒中(中风)不语
	曲池穴	拱手肘弯横纹尽处	肘臂痛,半身不遂
	手三里穴	曲池穴下 2 寸	牙痛、鼻塞、头痛、臂痛、半身不遂
	迎香穴	鼻孔两旁,鼻唇沟内	鼻塞、面瘫、不闻香臭、面肌痉挛、酒糟鼻、唇干裂、黄褐斑

（续表）

经别	穴位	取穴	主治病症
	二间穴	握拳，食指桡侧掌指关节前凹陷中	牙痛、口歪、目昏、鼻出血、咽喉肿痛、热症等
足阳明胃经	地仓穴	两眼平视，口角旁4分，上对瞳孔	面瘫、面肌痉挛、单纯疱疹、口唇皲裂、皱纹、面颊疼痛
	颊车穴	在耳下曲颊端凹陷处，当咀嚼时，咬肌隆起，按之凹陷处	牙痛、面瘫、面肌痉挛、面部皱纹、腮腺炎、黄褐斑、上睑下垂、痤疮
	下关穴	颧弓下缘、下颌骨髁状突前凹陷处	牙痛、口不开、口眼㖞斜、面肌痉挛、面色晦暗、黄褐斑、痤疮
	头维穴	额角斜入发际上5分处	头痛、目痛
	冲阳穴	在解溪穴下方趾长伸肌腱与跗长伸肌腱之间，在第2、3跖骨与楔状骨间足背动脉搏动处	口眼歪斜，面肿齿痛，胃痛，足痿无力，癫痫
	四白穴	两目平视，瞳孔直下，眶下孔凹陷区	面瘫、面肌痉挛、黄褐斑、痤疮
	大迎穴	在下颌角前1.3寸，咬肌附着部前缘	面瘫、面肌痉挛、腮腺炎、双下巴、面部皱纹、扁平疣
	承泣穴	两眼平视，在瞳孔直下与眶下缘与眼球之间	面瘫、面肌痉挛、痤疮、结膜炎、黑眼圈、斜视、近视、睑腺炎、皱纹
足阳明胃经	巨髎穴	两眼平视，在瞳孔直下平鼻翼下缘，鼻唇沟外侧	面瘫、面肌痉挛、面部冻疮、皱纹、溢泪
手太阳小肠经	颧髎穴	目外眦直下，颧骨下缘凹陷中	面瘫、面肌痉挛、颜面浮肿、面萎无华、扁平疣、雀斑、痤疮、黄褐斑
	听宫穴	耳屏前，下颌骨髁状突的后方，张口时凹陷处	面瘫、面肌痉挛、耳廓湿疹
足太阳膀胱经	攒竹穴	在眉头陷中，眶上切迹处	三叉神经痛、面瘫、前头痛、目眩、眉棱骨痛、面肌痉挛、上睑下垂、斜视、近视、溢泪、结膜炎、泪囊炎
	胆腧穴	第十胸椎棘突下旁开1.5寸	口苦、肋痛、腰背痛、眩晕、肝胆慢性痛
足少阴肾经	涌泉穴	在足心前1/3交界处凹陷中	头痛、眩晕、高血压、头颈痛

（续表）

经别	穴位	取穴	主治病症
手少阳三焦经	丝竹空穴	眉梢外端凹陷中	偏头痛、面瘫、斜视、眼疾、面肌痉挛、鱼尾纹、扁平疣
	天井穴	屈肘肘尖上1寸、两筋凹陷处	偏头痛、臂肘痛
	翳风穴	耳垂后面，乳突与下颌角之间凹陷中	面瘫，面肌痉挛，腮腺炎，皮肤瘙痒症，脱发，神经性皮炎，风疹，扁桃体炎
	耳门穴	在耳屏上切迹前，下颌骨髁状突后缘凹陷中，张口取穴	面瘫，三叉神经痛，外耳湿疹，疖肿，冻疮等
	耳和髎穴	平耳廓根前在鬓发后缘，颞浅动脉后缘	面瘫，面肌痉挛，牙关紧闭，口歪，牙痛，头痛，鼻塞，耳鸣
	角孙穴	折耳廓向前，在耳尖直上入发际处	腮腺炎，偏头痛，结膜炎
足少阳胆经	瞳子髎穴	目外眦旁5分、闭目外角纹尽处	头痛、面瘫、目痛、近视、面肌痉挛、黄褐斑、鱼尾纹、结膜炎、溢泪、睑腺炎、斜视、泪腺炎
	率谷穴	在耳尖直上入发际1.5寸处（两横指宽）	面瘫，斑痣，偏头痛，脱发
	阳白穴	眉上1寸与平视的瞳孔正对	牙痛、三叉神经痛、面瘫、面肌痉挛、额纹、黄褐斑、黑眼圈
	曲鬓穴	耳前鬓角发际后缘的垂线与耳尖水平线交点处	齿痛，牙关紧闭，突发音哑，头痛
	听会穴	耳屏前切迹前，下颌骨髁状突的后缘，张口有凹陷之处	面瘫，耳鸣，耳聋
	上关穴	在耳前，下关直上颧骨弓上缘凹陷中	面瘫，面肌痉挛，偏头痛，耳鸣，耳聋
	风池穴	与风府穴平行，在胸锁乳突肌与斜方肌上端之间的凹陷中	面瘫，面肌痉挛，瘙痒症，风疹，痤疮，脱发，荨麻疹，黄褐斑，溢泪，结膜炎，睑腺炎，近视，斜视，上睑下垂，落枕，头痛眩晕，失眠
	完骨穴	在耳后乳突的后下方凹陷中	面瘫，脱发，面浮肿，瘙痒症，落枕，颈椎病
	头临泣穴	在前额阳白穴直上入发际0.5寸	面瘫，斑秃，脱发，溢泪，结膜炎
	正营穴	目窗穴后1寸	齿痛，头痛，目眩，面瘫

(续表)

经别	穴位	取穴	主治病症
足厥阴肝经	行间穴	足大指:趾、次指间横纹端	面肌痉挛、头痛、睾丸痛、青光眼
	太冲穴	足背第1、2跖骨结合部之前凹陷中	口眼歪斜,头痛,眩晕,目赤肿痛,月经失调,胸肋胀痛,下肢瘫痪
督脉	人中穴	在鼻柱人中沟1/3与中1/3交界处	面瘫、卒中(中风)、口噤、人事不省
	兑端穴	上唇尖端红唇与皮肤相接处	齿龈肿痛、口歪、癫痫、鼻出血
	百会穴	在前发际正中直上5寸或两耳间连线的中点处	面肌痉挛,面瘫,头痛,高血压,上睑下垂,眩晕
	水沟穴	在人中沟的上1/3与2/3的交点处	面瘫、面肌痉挛、口臭、唇干裂、颜面浮肿、水肿、黄褐斑
	神庭穴	前发际正中直上0.5寸	头痛,三叉神经痛,眩晕,癫痫,失眠,鼻旁窦炎等
任脉经	承浆穴	在颏唇沟正中凹陷处	三叉神经痛、面瘫、唇干裂、颜面浮肿、痤疮、流涎
	廉泉穴	正坐头微仰,在喉结上方舌骨体上缘之中点	舌下肿痛,舌强不语,流涎,吞咽困难
经外奇穴	印堂穴	在两眉头中间	头晕、头痛、失眠、面瘫、面肌痉挛、额纹、酒糟鼻、痤疮、黄褐斑、白癜风、睑腺炎、结膜炎
	太阳穴	在眉梢与外眦连线中点外1寸处	牙痛、面瘫、三叉神经痛、偏头痛、面肌痉挛、湿疹、黄褐斑、痤疮、扁平疣、鱼尾纹、斜视、上睑下垂、黑眼圈
经外奇穴	鱼腰穴	两目正视,下对瞳孔的眉毛正中	面瘫、眼肌麻痹、眩晕、面肌痉挛、鱼尾纹、额纹、黑眼圈、上睑下垂
	外劳宫穴	在手背第二、第三掌骨间、指掌关节后0.5寸	偏头痛、牙痛、落枕
	八风穴	足背趾缝间,左右各四穴	牙痛、头痛、胃痛、足背疾患
	翳明穴	在翳风穴后1寸	面瘫,结膜炎
	金津穴	在口腔内舌系带左侧的静脉上	舌强、失语、疮
	四神聪穴	在头顶部百会穴前后左右各1寸处(1拇指宽)	脂溢性脱发,神经性皮炎,湿疹,头痛,眩晕,偏瘫
	玉液穴	在舌面下,舌系带右侧静脉上	舌肿痛,失语,消渴,呕吐,腹泻,黄疸

（续表）

经别	穴位	取穴	主治病症
	聚泉穴	用消毒纱布牵住舌尖在舌背正中缝的中点	舌肌麻痹,舌强,消渴,哮喘,咳嗽
	安眠穴	在风池穴与翳风穴连线的中点处	三叉神经痛,头痛,失眠,眩晕,心悸,癫狂,烦躁
	牵正穴	耳垂前1寸凹陷处	面神经麻痹,牙痛,口舌生疮,腮腺炎,口歪
	百劳穴	后发际下1寸,后正中线旁开1寸处	三叉神经痛,面瘫,枕神经痛,头痛,脑卒中后遗症,颈椎病,斜方肌劳损,上肢麻木,腰腿痛,咳嗽,小儿肌性斜颈
	泽田穴	后发际上2寸,直对项部肌肉隆起处外缘的凹陷处,风池穴上约1寸	口眼歪斜,头痛,枕神经痛,腰腿痛,上肢痛,下肢瘫痪,颈椎病
	夹承浆穴	承浆穴(任脉)旁开1寸	齿龈肿痛,口歪,流口水等
	风岩穴	胸锁乳突肌后缘,耳垂与后发际正中点连线的中点之前0.5厘米处	三叉神经痛,面瘫,头痛,失眠,眩晕,小儿惊风,癫痫,落枕,高血压,颈椎病,精神病

六、按摩治疗的适应证、禁忌证及注意事项

1. 按摩的适应证

（1）如软组织急性扭伤、挫伤、闪腰岔气、胸胁震伤、腰椎间盘突出症、坐骨神经痛、梨状肌综合征、肌肉痉挛性疼痛、腱鞘炎、腱鞘囊肿等疼痛。

（2）慢性损伤性疾病、软组织损伤后所致的劳损都有良效,特别对劳损,如肩周炎、颈椎病、肩峰下滑囊炎、肱骨外上髁炎等,特别是肌腱发生粘连,使用其他治疗可使疼痛减轻,但不能解除功能障碍,若此时采用手法按摩推拿可将粘连处剥离开,使疼痛减轻,缓解肌肉痉挛。局部的粘连经此治疗后亦能消除,上肢关节功能得到恢复。此外,如落枕、风湿性关节炎、风湿性腰腿痛、颞下颌关节紊乱病、骨质增生,尾骨骨折,骨折与脱位复位后的功能恢复,损伤性神经麻痹,采用手法按摩推拿均可获得症状减轻消失。

（3）当手术后伤口痛、瘢痕痛、麻醉后腰痛、手术后粘连等均可应用手法按摩治疗。

(4) 内科疾病,如慢性支气管炎用本法对肺功能有一定改善。对各种肠炎、胃炎、气管炎、胆囊炎、关节炎、心肌炎、末梢神经炎以按揉为主,按摩背部相关穴位常有显著功效。按摩推拿治疗各种炎症性疾病,以慢性病为主,亚急性次之。疾病急性期尽量少用或不用,还要结合患者具体情况分析应用。对于功能性紊乱疾病如高血压,用按摩推拿有较好的疗效,可调节高级神经中枢,使大脑皮质兴奋与抑制过程保持平衡,使外周循环系统的血管扩张、心率减慢可反射性地引起动脉压下降。对内分泌代谢紊乱疾病,如糖尿病有疗效。此外,对胃肠功能紊乱疾病、遗尿、尿潴留也有效。

(5) 神经系统疾病,如脑血管意外后遗症、神经官能症、三叉神经痛、面瘫、面肌痉挛有一定疗效。

(6) 妇产科疾病:痛经、月经不调、急性乳腺炎、催产、催乳用手法按摩推拿也可有效。

(7) 儿科疾病:用独特的按摩推拿手法治疗一些小儿疾病疗效显著,如鹅口疮、疰腮、流涎、小儿发热、消化不良、腹泻、疳积、惊风、肌性斜颈、小儿麻痹后遗症等。

(8) 五官口腔疾病:后天假性近视眼、眼斜视、鼻炎、鼻旁窦炎、咽喉炎、失音、功能性耳聋、口臭、牙痛、三叉神经痛、面瘫、面肌痉挛、牙周炎。

(9) 其他:手法按摩推拿可美容,增强皮肤弹性,延缓皮肤衰老;可使机体放松,消除疲劳,增强机体免疫功能,养生防病等。

2. 按摩的禁忌证

按摩推拿治疗在实践中虽应用广泛但也有不少情况不可滥用,否则也会造成不良的后果,应属禁忌。

(1) 外科疾病:如恶性肿瘤的局部、骨关节病变的局部、溃疡、化脓、烧伤、冻伤、烫伤、开放性伤口等,实施按摩可使症状加剧或感染扩散或加速骨折破坏。

(2) 内科疾病:如各种急性传染病,严重的心、脑、肺、肝等疾病。不能合作的精神病患者,及按摩推拿后容易引起出血的患者,胃、十二指肠等急性穿孔的患者。

(3) 皮肤科疾病:各种溃疡性皮肤病、湿疹、疱疹、丹毒、癣、疥疮等。

(4) 突发性腹痛,常有患者喜欢用手按摩挤压腹部疼痛处,这是危险的习惯,许多急腹痛是不宜按摩止痛。如胆道蛔虫病、蛔虫性肠梗阻,按摩止痛会使胆道、肠道内的蛔虫进入胆囊、肝脏,引起胆囊炎、肝脓肿等,蛔虫还可能穿透肠壁进入腹腔,引起化脓性腹膜炎,也可进入阑尾导致阑尾炎;更严重的是蛔虫引起的脓肿破坏静脉后,蛔虫从静脉进入心脏和肺静脉,导致死亡。

(5) 其他:如年老体衰的危重病患者,月经期、妊娠期的妇女(尤其是不宜按摩

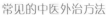

腹部)。饭前饥饿及饭后半小时之内不宜按摩,剧烈运动后,过度疲劳,醉酒者等。

3. 按摩中注意事项

(1)按摩推拿治疗室内应整齐清洁,空气流通,温度适宜,肃静,窗明几净,舒适。

(2)术者手法熟练,做好患者的思想工作,使患者放松,配合治疗。

(3)术者在按摩推拿中要全神贯注,对于饭后、酒后、大运动量后的患者,不要立即按摩,应休息半小时后再进行治疗。

(4)按摩推拿治疗以 15 次为一个疗程。

(5)每次按摩推拿前后均要洗手,做好医嘱,以及每次施术的记录。注意治疗效果,术后要观察患者对治疗的反应。

而患者经过按摩推拿治疗后,怎样掌握自我护理是加强和巩固疗效的重要一点。因此,患者一定要做到以下几项:

(1)切勿用冷水洗澡,应用温热水。

(2)防止出汗后吹风,当心受凉,患部要注意保暖。

(3)不饮酒,不吃辛辣刺激性食物及寒冷食品。

(4)每天要做几次热敷并经坚持锻炼。

4. 按摩中发生异常情况时的处理及预防

推拿按摩治疗虽无毒副作用,比较安全。但如操作不当,也会出现一些异常情况:

(1)晕厥。病因:常因患者过于紧张、体弱、疲劳、过饥过饱或因按摩手法过重或时间过长等所导致。症状:患者出现头晕、恶心、面色苍白、神呆目定、四肢发冷、出冷汗等症状,重症者还有惊厥或休克等现象。处理:当按摩推拿时出现患者晕厥时,须即刻停止按摩,立即将患者平卧,处于空气通畅之处,给患者饮热水,经休息后即可好转恢复正常,若晕厥严重,可采取掐人中,拿肩并拿合谷、掐十宣、按足三里等方法,促使患者苏醒。也可配合针刺等方法,再加吸氧等急救措施。预防:如看到患者紧张时应及时做好思想工作,消除患者的恐惧心理。对体弱空腹初次接受治疗的患者,术者的手法不宜过重,时间也不要过长,同时要使诊疗室保持空气流通、温度适宜、安静、以防止晕厥的发生。

(2)破溃。病因:常因手法不当导致皮肤破溃。症状:皮肤表面有擦伤、出现破溃。处理:当皮肤破溃后应局部消毒,防止感染。预防:当使用擦法时,不可硬性摩擦。使用指揉法时要柔和圆滑,可以视情况使用介质后再行按摩。

(3)烫伤。病因:运用湿热敷不当引起烫伤。症状:局部红肿出现水泡。处理:出现烫伤后局部涂抹油脂即可自愈。如出现水泡可用温生理盐水冲洗患处,再

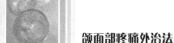

用消毒注射器抽出水泡内的液体,不要剪除表皮,以免感染。若皮肤已脱落,可修剪其边缘,再用甲紫或磺胺软膏涂抹表面,并加压包扎。预防:湿热的毛巾要厚实柔软,热敷时要平放,不可过热,注意观察,及时调整。

(4)出血。病因:按摩时手法过重。症状:按摩时除了刮、拧、挤、淤之外,一般无皮下出血现象。当按摩局部肿胀疼痛,皮肤出现红肿青紫、瘀斑等症状,这说明有皮下出血。处理:微量的皮下出血或局部小块青紫时,一般无须处理,可以自行消退。如局部肿胀疼痛较剧烈,青紫面积大而且影响到活动功能时,应先做冷敷止血,一日后再做热敷,或在局部轻柔按摩,促使局部瘀血消散吸收。预防:按摩时手法要轻柔,对急性软组织损伤者待1～2天后,皮下出血已停止,再配合湿热敷。

第二节 刮 痧

一、概论

刮痧是一种源远流长的治病方法,古称"砭法"。刮痧治病是中医学自然医疗保健方法之一,也属中医学中非药物治疗的方法,千百年来广泛流传于我国民间。具有操作简便、安全可靠等特点,所以一直以来都受到广大群众的青睐。它是以中医学皮部理论为基础,用玉石、牛角、铜板、瓷匙,麻团、棉团、毛发团及介质(如食用油、水等)作为工具,在人体皮肤的相关部位(经穴、阳性反应点)进行良性刺激刮拭。刮出的红点即为"痧"。"痧"者"疹"也。红点如栗,仔细看,稍高出皮肤,散在地或成片地呈现在人体的不同部位。就此可以诊断疾病,根据痧色的不同,判断疾病的位置、性质、轻重及疾病的预后。同时这种刺激产生的痧痕可以达到活血化瘀、疏通经络的传导或反射作用传至体内,调理体内紊乱的生理功能而达到相对阴阳平衡状态,从而增强人体抗病能力。通过相应的经络穴位施以补或泻等刮治手法(轻刮为补,重刮为泻)起到祛邪气、疏通经络、扩张毛细血管、促进血液循环、活血化瘀、增强脏腑功能,以达到祛邪扶正,治疗疾病的目的。

二、刮痧的起源与发展

刮痧疗法是中国最悠久的民间疗法之一。古称砭法,源于旧石器时代,是一种最古老而有效的治疗方法,人们运用砭石,在人体皮肤表面进行刺、挑、摩、拍、刮等手法来治疗疾病。中医学的治疗方法有砭、针、灸、药、按跷、导引6种方法。砭是6

种方法之首,除了砭的治疗效果好,还由于它具有简单直接的优点,也是最方便的医疗方法。刮痧疗法是《内经》中砭石疗法和刺络疗法中的一种疗法。同时在该书中就有刮痧的记载。春秋时代《扁鹊转》中有记载:虢太子晕厥,扁鹊使弟子子阳用厉针砭石,以取三阳五会。有间,太子遂苏。这里所载的治疗方法就是刮痧疗法。到青铜器时代,人们发明了冶金技术。因此在冶炼出铁之后,就制作了许多更加精细的针灸和刮痧的器具。民间利用钱币、针、铁棒、铜钱等在患者皮肤的相关经络部位,反复摩擦,直至皮下出现红色或紫色瘀斑,以达到祛邪治病,理顺经气等目的。到唐代,民间就已有人开始用苎麻刮痧治疗疾病,称为"戛掠"。至宋代的王荣著有《指述方瘴疟论》一书中将刮痧称为"挑草子"。元代危亦林在《世医得效方》中对刮痧治病有详细记载。朱震享在《丹溪心法》一书中始载有"绞肠痧"一病。到了明代有关刮痧治病的记载更为详尽,医书中多沿用了危氏的说法,但将"沙"改为"痧"。如医学家张凤逵的《伤暑全书》中对于痧症这个病的病因、病机、症状均有具体的描述,他认为,毒邪由皮毛而入,可以阻塞人体的脉络,阻塞气血,使气血流通不畅。毒邪由口鼻吸入之时就阻塞脉络,使脉络不通。这些毒邪越深,郁积得越厉害,那么它就越剧烈。发疾如燎原之势,对于这种情况就必须采取急救的措施,也就是必须用刮痧放血的办法来治疗。另外《医学正传》《景岳全书》《寿世保元》《证治准绳》等著名医籍均有痧症及刮痧疗法的叙述。清代郭志邃著有《痧胀玉衡》一书,完整地记录了各类痧症百余种。同时,书中对刮痧疗法进行了较为系统的论述。并对刮痧疗法的适应证和良好的疗效给予了充分的肯定。其后如叶桂《温热湿痧三种》、王士雄《吊脚痧证》等各有阐述。中医外治家吴尚先对刮痧也给予充分肯定,他说:"阳痧腹痛,莫妙以瓷调羹蘸香油刮背,盖五脏之系咸于背,刮之则邪气随降,病自松解"。

新中国成立之后至 20 世纪 60 年代,我国已诞生了一支稳定的中医专业队伍。对刮痧疗法做了大量的发掘继承研究整理工作,同时伴随一些"刮痧专著"相继问世。20 世纪七八十年代,我国台湾的吕季儒教授创造性地推出"经络刮痧法"。该方法的特点:①刮痧手法的改进:对不同的病症选取相应补法或泻法。②工具的改进:改用具为有活血化瘀、清热解毒、软坚散结等特点的水牛角。③润滑剂的改进:使用具有镇痛活血化瘀作用的专用刮痧剂。此外,还有专家借鉴了全息穴区的内容,把生物全息理论应用到刮痧的临床实践中去,从而总结刮拭局部器官的不同区域,达到治疗全身疾病的"全息刮痧疗法"。现代经络刮痧由传统的中医理论指导,并有完整手法和改良工具的自然疗法,不仅适应病种广泛,而且更在刮痧手法上结合了按摩、点穴、杵针等手法使刮痧成为不直接用手的按摩和点穴疗法。不用针刺入肉的类杵针样的针灸疗法,也不用拔罐器的拔罐疗法了。如今刮痧疗法得到了更大的弘扬和发展,许多医学专家对刮痧疗法都进行了系统的分析和科学研究,1999年3月1日被国家中医学管理局列为国家级继承教育。2002年6月14日,国家主席胡锦涛指出:"刮痧是祖国传统文化,应该发扬和发展"。刮痧疗法是一颗璀璨的明珠,是中医学百花园中晶莹剔透的瑰宝,绚丽多彩的奇葩。它一直在民间流传,应用,甚至还传至我国周边的国家,现在已在世界各国开花结果,显示出强大的生命力。纵观17—20世纪初,刮痧疗法不仅在民间广为流传,而且在医学界已有了一定的地位。

三、刮痧的原理与作用

1. 刮痧的原理

（1）调整阴阳：刮痧对内脏功能有明显的调整阴阳平衡作用,如肠蠕动亢进,在腹背等处进行刮痧,可使蠕动亢进的肠道受到抑制而恢复正常。反之,肠蠕动功能减退者,则可促进其蠕动,恢复正常。这说明刮痧可以改善和调整脏腑功能,使脏腑阴阳得到平衡。

（2）活血化瘀：刮痧可以调节肌肉的收缩和舒张,使组织间压力得到调节,促进刮拭组织周围的血液循环,增加组织血流量,从而起到活血化瘀、去瘀生新的作用。

（3）舒筋通络：刮痧疗法主要是增强局部血液循环,使局部组织温度升高。另外,在刮痧板直接刺激下,提高局部组织的痛阈。第三是通过刮痧板的作用使紧张或痉挛的肌肉得以舒展,从而消除疼痛。

（4）刮痧治疗根据现代医学分析,它首先作用于神经系统,凭借神经末梢的传导以加强机体的抵抗力,其次可作用于循环系统,使血液回流加快,以及淋巴液的循环加快,新陈代谢旺盛;可宣通气血,舒筋活络,发汗解表,促使气血流畅,祛邪外出;同时还有明显的解热镇痛作用。

2. 刮痧的作用

1）预防保健作用

刮痧是根据中医十二经脉及奇经八脉遵循"急则治其标"的原则,运用手法强刺激经络,使局部皮肤发红充血,从而起到醒神救厥,解毒祛邪,清热解表,行气止痛,健脾和胃的效用。刮痧疗法作用部位是体表皮肤,皮肤是机体暴露于外的最表浅部分,直接接触外界,且对外界气候等变化起适应与防卫作用。皮肤之所以具有这些功能,主要依靠机体内卫气的作用,卫气出于焦,由肺气推送,先循行皮肤之中,卫气调和,则"皮肤调柔,腠理致密"（《灵枢·本脏》）。健康人常做刮痧（如背腧穴、足三里穴等)可增强卫气,卫气强则护表能力强,外邪不易侵表,机体自可安康。若外邪侵表,出现恶寒、发热、鼻塞、流涕等表征,及时刮痧(如取肺腧穴、中府穴等)可将表邪祛除,以免表邪入侵,蔓延至五脏六腑而生大病。现代医学认为,刮痧的部位正是静脉功能活动反应于体表之处及内脏应对于体表的全息穴区,刮痧后局部毛孔开泄,促使邪气外透,同时又能疏通经络,宣通气血,振奋阳气,补氧祛瘀,调理脏腑,提高了机体的抗病能力。

2)治疗作用

(1)活血化瘀:刮痧可以调节肌肉的收缩和舒张,使组织间压力得到调节,促进刮拭组织周围的血液循环,增加组织血流量,从而起到活血化瘀,去瘀生新的作用。

(2)调整阴阳:刮痧对内脏功能有明显的调整阴阳平衡作用。如肠蠕动亢进,在腹背等处进行刮痧,可使蠕动亢进的肠道受到抑制而恢复正常。反之,肠蠕动功能减退者,则可促进其蠕动,恢复正常。这说明刮痧可以改善和调整脏腑功能,使脏腑阴阳得到平衡。

(3)舒筋通络:肌肉的附着点和筋膜、韧带、关节囊等受损伤的软组织,可发出疼痛信号,通过神经反射作用,使有关组织处于警觉状态,肌肉的收缩、紧张直到痉挛便是这一警觉状态的反映,其目的是为了减少肢体活动,从而减轻疼痛,这是人体自然的保护反应。此时,若不及时治疗,或是治疗不彻底,损伤组织可形成不同程度的粘连、纤维化或瘢痕化,以致不断地发出有害的冲动,加重疼痛、压痛和肌肉收缩紧张,继而又可在周围组织引起继发性疼痛病灶,形成新陈代谢障碍,进一步加重"不通则痛"的病理变化。临床经验得知,凡有疼痛则肌肉必紧张;凡有肌紧张又势必疼痛。它们常互为因果关系,刮痧治疗中我们看到,消除了疼痛病灶,肌紧张也就消除;如果使紧张的肌肉得以松弛,则疼痛和压迫症状也可以明显减轻或消失,同时有利于病灶修复。

(4)信息调整:人体的各个脏器都有其特定的生物信息(各脏器的固有频率及生物电等),当脏器发生病变时有关的生物信息就会发生变化,而脏器生物信息的改变可影响整个系统乃至全身的功能平衡。通过各种刺激或通过信息传递系统输入到有关脏器,对失常的生物信息加以调整,从而起到对病变脏器的调整作用。这是刮痧治病和保健的依据之一。如用刮法、点法、按法刺激内关穴,输入调整信息,可调整冠状动脉血液循环,延长左心室射血时间,使心绞痛患者的心肌收缩能力增强,心输出量增加,改善冠心病心电图的 ST 段和 T 波,增加冠脉流量和血氧供给等。如用刮法、点法、按法刺激足三里穴,输入调整信息,可对垂体、肾上腺髓质功能有良性调节作用,提高免疫能力和调整肠蠕动等作用。

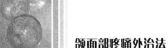

（5）排除毒素：刮痧过程（用刮法使皮肤出痧）可使局部组织形成高度充血，血管神经受到刺激使血管扩张，血液及淋巴液流动增快，吞噬作用及搬运力量加强，使体内废物、毒素加速排出，组织细胞得到营养，从而使血液获得净化，增加了全身抵抗力，可以减轻病势，促进康复。

（6）行气活血：气血（通过经络系统）的传输对人体起着濡养、温煦等作用。刮痧作用于肌表，使经络通畅，气血通达，则瘀血化散，凝滞固塞得以崩解消除，全身气血通达无碍，局部疼痛得以减轻或消失。现代医学认为，刮痧可使局部皮肤充血，毛细血管扩张，血液循环加快；另外刮痧的刺激可通过神经—内分泌调节血管舒缩功能和血管壁的通透性，增强局部血液供应而改善全身血液循环。刮痧出痧的过程是一种血管扩张渐至毛细血管破裂，血液外溢，皮肤局部形成瘀血斑的现象。此等血凝块（出痧）不久即能溃散，而起自体溶血作用，形成一种新的刺激素，能加强局部的新陈代谢，有消炎的作用。自体溶血是一个延缓的良性弱刺激过程，其不但可以刺激免疫功能，使其得到调整，还可以通过向心性神经作用于大脑皮质，继续起到调节大脑的兴奋与抑制过程和内分泌系统的平衡。中医学的"痧症"是以症状而起的名字，是指刮痧后痧痕明显的病症。刮痧后，皮肤很快会出现一条条痧痕和累累细沙粒（出血点），并且存留的时间较长，这是它的特征之一。痧症多胀。所谓胀，就是痧症多有头昏脑胀，胸部闷胀，腹部痛胀，全身酸胀等。

3. 刮痧的特点及与其他外治法比较

1）刮痧的五大特点

（1）安全可靠，俗话说"是药三分毒"，药物本身的不良反应使人们担心。药苦难咽，是受罪。而刮痧，不要打针吃药，只是在身体的特定体表，用刮拭板与一点润滑剂，并掌握刮痧的基本方法和规律，刮拭人体皮肤，就可达到改善微循环，活血化瘀，治疗疾病的效果。不会对身体造成创伤，更不会出现药物对人体的不良反应。长期临床实践证明安全可靠是刮痧疗法的最大优点。

（2）简便易学：一般认为刮痧疗法难学，其实刮痧用具简单，取穴部位灵活，而且手法易学，原理易懂。即使没有学过医学的人，也能在很短的时间内理解并掌握。同时不受时间与空间的限制。

（3）超前诊断，治疗未病，疗效迅速：刮痧疗法具有超前诊断的作用，它可以捕捉疾病发生前的信息。在现代医学探测方法未发现异常时，就可以诊查出"未病"的部位。当人体内出现细小的变化，不论是否有自觉症状，生化检查或物理检查是否异常，都会有相关经络穴位和局部相应区域有气血运行障碍，以痧像或阳性反等各种异常反应表现出来。依据这些反应的规律，就能知道亚健康的经络腑脏，捕捉到疾病前期的蛛丝马迹。对将要出现疾病的部位做出超前诊断。通过刮痧,在迅速疏通气血的同时也能及时排除体内毒素,改善体内血液微循环,清理脉道。若能经常刮痧,能够消除疾病隐患。将疾病扼杀在未发生或虽发生但尚未扩展的阶段。在刮拭的过程中随着痧的排出,经脉也可在瞬间达到通畅,从而对疾病起到迅速的治疗效果。

(4)适合现代人的体质特点,疗效明显:现代人的生活节奏快,压力大,活动少,而摄入高蛋白,高脂肪的食品过量。导致因淤致虚体质之人也越来越多。通过刮痧,刮拭身体的特定部位,刺激皮下毛细血管的血液,促使体内秽浊之气得到宣泄,阻滞经络之病理产物以痧的形式排出,达到了防病治病,养生保健的功效。经脉瞬间通畅,疼痛及其他不适感立即减轻,甚至消失,疗效明显。

(5)适用范围广,而且经济又实惠。目前刮痧已广泛应用于临床医学与日常生活中,它不仅用于治疗常见病,而且已用于检测人体健康和美容保健等方面,还对某些疑难杂症尚有意想不到的治疗效果。还有,大家觉得有病到医院看病难、费用贵、不方便。其实,如果会刮痧,一般的小毛病,自己就能够通过刮痧治疗,立刻见效。特别是对于疼痛性疾病和神经血管功能失调的病症,效果迅速,对各种急慢性病,也有很好的辅助治疗效果,真是省事又省钱,确实经济又实惠。

2)刮痧与按摩的比较

刮痧是凭借刮痧板将作用力传达到皮下组织,由皮下组织的运动来活动经络,并通过经络与脏腑的联络关系,对经络与脏腑起到相互调理作用。在刮痧进行的过程中,能够随时发觉按摩不易觉察的微细异常反应。同时两者相比,其疏通经络,活血化瘀,宣泄热毒的速度要比按摩快得多。

3)刮痧与拔罐的比较

拔罐疗法的位置比较固定,刮痧疗法比拔罐疗法灵活。刮痧可在人体的各个部位边刮边找细小不平顺的异常反应物,从而采取有效的针对性治疗措施。同时,刮痧可以在一些不平坦之处(如面部、骨缝等)及一些不方便拔罐之处(如膝部,肘部等)进行操作。故刮痧的作用范围相对比拔罐更广泛。

4)刮痧与针灸的比较

针灸对穴位的要求比较精确,一般人不易掌握,而刮痧疗法有一定长度和宽度,即使穴位不太准确,只要找到大致的位置,刮痧的范围也可以将特定治疗之处包含在其中。另外,刮痧的同时还能发现病变的部位。无论穴位处,还是穴位以外之处,只要有气滞血瘀症状存在,刮痧均能将瘀滞迅速疏通,且对机体毫无损伤。

四、刮痧治疗的工具与介质

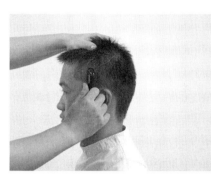

图 3 - 8　牛角刮痧板刮痧

工欲善其事,必先利其器,而后工精。故刮痧治疗是需要一定的工具,不过所用器具比较简单方便。如古钱币是最常用的工具,其他有麻线,萱麻,棉纱线团,瓷碗,瓷调羹,木梳背,蚌壳等。目前各种形状的刮痧板,集多种功能的刮痧梳都已相继问世。其中有牛角制品(见图 3 - 8)及玉石制品。而牛角质地坚韧,光滑耐用,加工也较简便。并有发散行气,清热解毒,凉血定惊,活血化瘀作用。而玉器则性平味甘,入肺经,润心肺,清肺热之功效。这两种的刮痧板,刮拭完成后可以用肥皂水洗净揩干或以酒精擦拭消毒,避免发生交叉感染。最好固定专板专人专用。牛角刮板若长时间放在潮湿处或浸泡在水中,或长时间放置于干燥处均能发生裂纹影响使用寿命。因此刮板洗净即刻揩干,最好置于塑料袋或皮套内保存。玉质板在保存时要防止碰碎。

刮痧板是刮痧治疗疾病非常重要的工具,怎样使用刮痧板也很重要。刮痧板的用法有 3 种:

(1) 持板法:术者用手(左右手均可)握住刮痧板,大拇指放在刮板的一侧,其他四指放在刮板的另一侧。治疗时,刮板厚的一面对手掌,保健时则刮板薄的一面对手掌。

(2) 刮拭角度:刮板与刮拭方向保持 45～90°角进行刮痧。从上到下或从中线向两侧刮拭,用力需均匀。若治病时,刮板薄的一面刮拭。如保健强身时用刮板厚的一面。

(3) 刮痧的补泻手法最为重要:若不明补泻手法则无以疗疾。刮痧疗法分为补法、泻法和平补平泻法 3 种。它的补泻作用取决于操作力量的轻重,速度的快慢,时间的长短,以及刮拭的快慢与方向。①补法:按压力度小,速度较慢,刺激时间较长。激发人体的正气,使衰退的功能恢复旺盛。适用于年老体衰,久病重病,形体瘦弱的虚症患者。②泻法:按压力度大,速度快,刺激时间短。疏泄病邪,抑制功能亢进。适用于年轻力壮之人,新病、急病及体型壮实的患者。③平补平泻法:也叫平刮法,介于补法和泻法之间。常用于正常的日常保健与虚实两证兼有的患者治疗。应用时针对患者的病情和体质灵活选用。该法有 3 种手法:一种按压力度大,速度较慢。另一种按压力度小,速度较快。第3种按压力度中等,速度适中。另外,选择痧痕点数少者为补法,多者为泻法。操作方向:顺经脉运行的方向者为补法。逆经脉运行的方向者为泻法。刮痧后加温灸者为补法,刮痧后加拔罐者为泻法。

刮痧介质是刮痧器具与人体表面之间的润滑剂,可以减少刮痧时的阻力,增强刮痧的疗效。还可以方便刮拭,保护皮肤免受工具擦伤。如果在介质中添加某些药品。如在介质中添加白芷、红花、麝香、白术等中药,具有消毒杀菌活血止痛等功效,还能增强治疗效果。所以刮痧介质的应用越来越广泛。常用的刮痧介质有:①水剂:家用凉开水,如患者在发热也可用温开水。白酒本身有活血驱寒,散瘀消积、通络舒经之功效,并能增强刮痧的疗效。②油剂:常用芝麻油或其他植物油。天然植物油经提炼浓缩调配而成,具有活血化瘀,促进血液循环,扩张毛细血管,促进出痧的作用。此外,滑石粉,液状石蜡等,通常也作为刮痧介质,主要起润滑作用。

五、刮痧治疗的种类和方法

1. 刮痧治疗的种类

根据术者所用刮具不同,结合病情选择相应的刮痧种类,这是达到刮痧治疗效果的关键。不同的疾病和病情采用不同的刮痧方法,才能发挥刮痧治病的最好治疗作用。因此刮痧方法又分为以下4种。

（1）刮痧法:是指用刮痧器具蘸刮痧介质后在患者体表的特定之处反复刮拭,使皮肤出现"痧痕"的一种方法。根据临床不同的刮拭法又将刮痧法分为直接刮拭法与间接刮拭法两种。①直接刮拭法:该法多用于体质较强的患者。患者取坐位,或俯卧位,术者先用热毛巾揩洗患者被刮之处的皮肤,再涂上介质。术者即在该部位进行刮拭,以刮出出血点为止(见图3-9);②间接刮拭法:该法多用于儿童、年老体衰、高热、中枢神经系统感染抽搐及皮肤病患者。做法是先在患者需要刮拭之处放一块薄布,然后再在布上刮拭,这样可保护皮肤(见图3-10)。

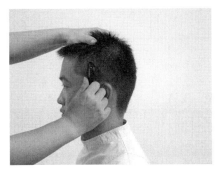

图3-9　直接刮法

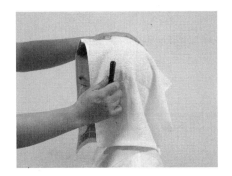

图3-10　间接刮法

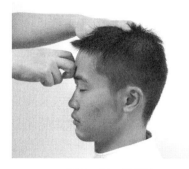

图 3-11　扯痧法

（2）揪痧法：又称撮痧法。术者用手指替代刮具，在患者体表需要刮之处，用手指扯、夹、挤、抓，直至该处出现红紫痧痕为止。根据不同的指法和力度又分：①扯痧法：该法多用于头部，面部的太阳穴与印堂穴，颈部，背部等。术者用大拇指、食指提扯患者一定部位的皮肤，使表浅的皮肤出现紫红色或暗红色的痧痕（见图 3-11）；②夹痧法：该法适用于皮肤张力不大的头部、颈部、肩背、腹部等处。本法是术者屈曲五指，用食、中两指的第二指节对准揪痧之处，将皮肤与肌肉夹起，然后松开，就此一夹一松，反复进行，并连续发出"啪啪"的声音（见图 3-12）。在同一部位连续操作 6～7 遍，那时被夹之处就会出现痧痕。该法多选在腧穴上，具有通经活络，活血止痛，调和阴阳，引血下行的作用；③挤痧法：该法多选用体表各个腧穴，一般用于头额部位。本法术者用两手拇食两指或单手拇食两指，在疼痛之处用力挤压，连续挤出一块块或一小排紫红痧斑为止（见图 3-13）；④抓痧法：本法具有疏通经络，健脾和胃，调和气血，行气活血的作用。抓时术者以拇指、食指、中指 3 指对抗用力在患者撮痧部位体表游走、交替、反复、持续、均匀地提起施治之处或穴位，被着力的局部在手指的不断对合转动下提夹，以手指的自然滑动，使皮肉自指滑行移动，至出现痧痕为止。

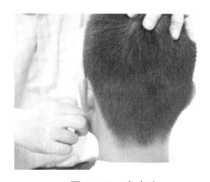

图 3-12　夹痧法

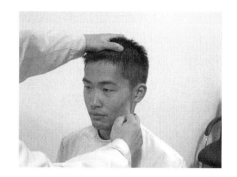

图 3-13　挤痧法

（3）挑痧法：是指用针在体表的一定部位或穴位上刺入皮下，挑断纤维丝或挤出点滴瘀血的治病方法。该法先用酒精棉球消毒挑刺之处，用左手捏起挑刺处的皮肉，右手拿三棱针对准该处，把针横向刺入挑破皮肤 0.2～0.3cm 后，再深入皮下，挑断皮下白色纤维组织或青筋，有白色纤维组织之处挑尽为止。如有青筋就须挑 3 下。同时用双手挤出瘀血。施术后必须用碘酊消毒，再用无菌纱布敷上固定。该法主要用于头颈胸背腰及四肢，这可治疗暗痧，宿痧，郁痧，闷痧等症。

（4）放痧法：多用于重症急救，用于四肢末端，穴位，口腔内穴位，五官的部分穴位，以及不能行刮痧法之处，或增强效果而配合所用。该法具有清泻痧毒，通脉开窍，急救复苏等。该法又分为泻血法与点刺法两种。①泻血法：该法用于肘窝、腘窝及太阳穴等处的浅表静脉，以治中暑，急性腰扭伤，急性淋巴管炎等。该法施术前先给患者局部常规消毒，术者左手拇指压在被刺之处的下端，上端用橡皮管结扎，右手拿三棱针对准被刺处的静脉迅速刺入静脉内 1.5～3 mm 深，然后出针，使出少量血，待停止后用消毒棉球压住针孔。当出血时，也可轻按静脉上端，以助瘀血排出，毒邪得泄。②点刺法：该法多用手指或足趾末端穴位，如十宣穴，十二井穴或头面部的太阳穴、印堂穴、攒竹穴、上星穴等。施行该法时，针刺前先推按被刺处，使血液积聚于针刺处，经常规消毒后，左手拇指、食指、中指三指夹紧被刺处或穴位的皮肉。右手拿针对准穴位迅速刺入 3～6 mm 深，立即把针退出，轻轻挤压针孔周围，使出少量血，然后用消毒干棉球压住针孔。

2. 刮痧治疗的方法

首先做好术前准备之后。①帮助患者选取合适的体位，有仰卧位、俯卧位、侧卧位、正坐位、仰坐位等。充分暴露刮拭部位。用热毛巾揩擦局部并用 75% 酒精消毒。②术者用右手拿操作工具，蘸介质在一定的体表处轻轻向下顺刮或由内向外反复刮拭并逐渐加重，刮时须同一方向刮拭，用力要均匀，采用腕力，一般刮10～20 次，以出现紫红色斑点或斑块为止。③一般是先刮头颈部再刮背部、胸部、四肢。④刮痧一般每次约 20 分钟或以患者能耐受为度。⑤患者自觉轻松后，休息数分钟，必要时再在刮过之处刮动十几下结束。⑥揩干局部的介质，嘱患者休息，自觉正常可回家。

六、刮痧治疗的适应证、禁忌证、注意事项

1. 刮痧治疗的适应证

（1）每在春秋时期，人们常突然发生有微热形寒，头昏、恶心、呕吐、胸腹胀痛，甚至上吐下泻的痧症。

（2）外科病症：如风寒湿邪引起的各种软组织疼痛，肩周炎、慢性腰痛，急性扭伤、坐骨神经痛、落枕、风湿性关节炎、颈椎、腰椎、膝关节骨质增生、股骨头坏死、痔疮。

（3）皮肤科病症：皮肤瘙痒症，荨麻疹，湿疹，痤疮，脱发。

（4）内科病症：感冒，脑血栓，脑软化，哮喘，胃痛，呕吐，腹痛，便秘，腹泻，头痛，失眠，眩晕，水肿，痹症，痨症，内伤，发热及虚劳。

（5）妇科病症：月经不调，痛经，闭经，带下病，盆腔炎，外阴瘙痒症，乳腺增生，各种产后病。

（6）儿科病症：营养不良，消化不良，不思饮食，感冒发热，发育迟缓，腹泻遗尿，小儿麻痹，惊风呕吐，小儿疳积。

（7）眼耳鼻喉口腔科病症：青光眼，白内障，假性近视，迎风流泪，急性结膜炎，耳鸣，耳聋，鼻炎，急慢性咽炎，急慢性扁桃体炎，牙痛，口腔溃疡，三叉神经痛，颞下颌关节紊乱症，腮腺炎。

（8）美容减肥，消除疲劳，促进病后恢复。

2. 刮痧治疗的禁忌证

（1）严重心脑血管病，肾功能不全，全身水肿。

（2）接触性皮肤病传染者。

（3）白血病患者，血小板减少者。

（4）孕妇的腹部及腰骶部。

（5）体表有溃疡、斑疹、疖肿、疮痈及不明原因的包块处。

（6）手术后的瘢痕未满 2 个月。眼睛，口唇，舌体，耳孔，鼻孔，乳头，肚脐等部位。

（7）新发生的骨折处。

（8）有出血倾向的人。

（9）饭前饭后不到 1 小时者。

（10）过饥或过饱，过度疲劳，醉酒者，不可大面积刮痧。

3. 刮痧治疗的注意事项

刮痧时术者需注意以下几点：

（1）刮痧时，室内应保持空气流通，清静，室温不冷不热。

（2）检查刮痧器具是否有损伤并做到清洁消毒，每人一套，术者双手也应清洁。

（3）患者的体位根据需要而定，做到患者舒适，施术者工作方便。

（4）初刮时可试刮 3～5 下，即见皮肤出现青紫而患者并不痛为本疗法的适应证，若是皮肤发红，患者叫痛，则不是本法的适应证。除此治疗时间不宜过长，手法力度不宜太重。

（5）刮痧部位应根据病情决定，一般每个部位可刮 2～4 条，或 4～8 条血痕，每条长 2～3 寸即可。按部位不同,血痕可成直条或弧形。先前一次刮痧之处的痧斑尚未褪去,则不可再在原处进行刮拭出痧。

（6）若用泻法或平补平泻法进行刮痧,每个部位应刮 3～5 分钟。用补法刮痧,每个部位应刮 5～10 分钟,年龄过高时应严格控制刮痧时间。对于保健刮痧,无须严格限制时间,自我感觉良好即可,若治疗 1 次即痊愈者即终止治疗。

（7）在刮痧过程中应一边刮,一般观察患者的反应,并与患者交谈,以免晕倒,如晕倒,应立即停止刮,并让患者平卧休息,给予热水。若不见好,可采用刮百会穴,内关穴,涌泉穴等,以急救。刮痧后患者不宜发怒,烦躁或忧思、焦虑,应保持情绪平静,并忌食生冷油腻食品。

（8）再次刮痧时间一般需隔 3～6 天,以皮肤上的痧痕褪去为标准。

（9）刮痧后应喝热开水,最好喝淡糖盐水或姜汤。刮痧后不可立即洗澡,需要等待 3 个小时后,皮肤毛孔闭合恢复原状后方可入浴。刮痧过程中如见冷汗不止,脉象沉伏等症状应停止刮痧,并及时处理以防不测。

（10）通常连续治疗 7～10 次为一个疗程,间隔 10 天再进行下个疗程。如刮治完 2 个疗程仍无效者,应进一步检查,必要时应修订治疗方案或配用、改用其他治疗。

4. 常见对刮痧治疗的疑惑

日常人们对刮痧常有以下误解或困惑,现一一解答如下。

（1）力道要多大?

许多人以为刮痧力量越大,越痛,出痧越多,颜色越红越黑越有效,就是因为这些错误观念,有些术者替人刮痧时,使尽力气猛刮,非等到被刮的人痛得呼叫,整个后背青一片紫一块才停手。一个人会不会出痧,这和个体有关,每个人体质不同。出现红紫瘀斑的情形也不同。有人轻刮几下就出现"痧痕"。有人刮来刮去不出痧痕。如过分用力硬刮出来的红斑,很可能是微血管破裂或皮肤受伤。

（2）用什么器具刮?

刮痧是用的工具,有钱币、梳子背、瓷碗、贝壳、调羹、水牛角、玉器等都可以做刮痧板用。其中水牛角,玉器较好,不过要注意的是刮痧器材的边缘要钝且圆润光滑,才不会刮伤皮肤。如果身边没有这些工具,最简便的方法就是把手指弯曲,用指背当刮痧板或是直接用手指指腹抓捏挤压也可以。

（3）常规有哪些准备工作?

在刮痧之前,最好在要刮的部位涂上一层薄薄的辅助介质。这些辅助介质包括水、植物油、凡士林、婴儿油、面霜等都可以,它的作用是刮痧时可使皮肤润滑,避免皮肤受损伤。

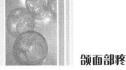

（4）什么叫痧？

所谓的痧，实质是体内疾病在身体表面的特殊表现，一般所说的刮痧，又可称为抓痧，或撮痧，顾名思义就是用手指或边缘润滑物体，在体表特定部位施以反复的刮、捏、提、挤、挑使皮肤出现片状或点状瘀斑或出血，以达到调整身体功能，恢复正常的生理状态。

（5）为啥要刮？

刮痧主要是指有选择地寻找应对某些疾病的特殊反应点或腧穴，进行良性刺激，通过经络的传导作用，促进血液、淋巴液的循环功能，使肌肉和末梢神经得到充分营养，促进全身的新陈代谢，达到增加机体免疫功能的功效。

（6）怎样刮？

刮痧已被用在 400 多种病症，一般常用于中暑、祛除风寒和缓解感冒引起的头痛、头晕等症状。刮痧最常刮拭之处是背部、颈部、胸部和四肢，人们自己动手刮痧时，可以沿着颈部两侧刮或从第 7 颈椎沿脊椎由上到下刮至第 5 腰椎为止，即从上到下，顺着颈肩背刮下去或沿着肋间向外侧斜刮，千万不能左右来回随便乱刮。

（7）间隔多久刮一次？

刮痧没有时间空间的限制，但不可太频繁，3～5 天刮一次就行，不能没事天天刮，或一天刮上几次。刮痧不宜在脸部骨头或有伤口、发炎、瘢痕的部位。另外，空腹时也不适合太用力刮。刮痧时要选空气清新，通风凉爽的地方，千万不能在密不通风的封闭室内刮痧。刮完痧后，先用干净毛巾，把皮肤上的油和汗水揩干净再喝一杯温开水，休息片刻，感觉良好再回家。刮痧疗法是治疗疾病初期症状的物理性疗法，当身体出现中暑、感冒、头昏、肌肉酸痛等不适时，可以先用它来救急，刮完痧后，最好还是找专科医生诊治，以免小病拖成大病。假如帮助他人刮痧时，应随时询问患者有否不适，若患者感到不舒服，应该立刻停止刮拭，让患者平卧，休息，喝些温开水，必要时请专科医生会诊。

第三节　拔　　罐

一、概论

拔罐是自然疗法，简单易学，安全实用，疗效显著。拔罐是中医学遗产之一，东晋名医葛洪，隋唐名医王焘的著作都有记载，是一种拥有悠久历史的物理疗法。在古代，拔罐治疗叫作"吸筒疗法"或"火罐气"，又称为"角法"。这是一种以杯筒、罐为工具,采用燃烧温热蒸汽或抽吸等方法,依热力排除罐内空气形成负压,使之吸附在人体表面穴位或治疗部位上,对局部皮肤形成吸拔刺激,造成体表局部充血或瘀血现象的一种治疗方法。故又称为瘀血疗法。拔罐疗法在日本称为"真空净血法"。法国称为"杯术",苏联也称为"瘀血疗法",非洲大陆至今沿用"角法"。在中国民间也广泛采用。在长沙马王堆出土的《五十二病方》中就有关于角法的记载。俗话说"扎针拔罐子,病好一半子"。由此可见拔罐疗法的作用是不可低估的。在古代,该法主要用于风寒痹痛、头痛、眩晕、咳嗽、喘息、腹痛、伤风、痈疽等。经历代医学家在长期实践中不断总结和发展,其适应范围不断扩大。现已广泛应用于临床各科,可以治疗上百种疾病。如肺炎、扁桃体炎、急性腰扭伤等。也能治疗慢性疾病,如高血压、便秘、糖尿病、颈椎病、肩周炎等。还可治疗某些疑难杂症,如银屑病、急性视神经炎及慢性疲劳综合征等。拔罐疗法具有疏通经络、调节气血、平衡阴阳、调节人体脏腑功能,使之正常运行。且为行之有效的方法。还能解除疲劳,强身健体,从而达到祛邪扶正,防治疾病,因此不但可以治疗各种疾病,还能用于日常保健作用。在2008年的北京奥运会上,中国文化又一次让世界瞩目。拔罐、针灸等传统的中国疗法首次为各国运动员服务,用以缓解比赛期间运动疲劳及身体疼痛。期间,在媒体捕捉到的精彩瞬间中,我国女篮运动员陈楠,游泳运动员王群身上的拔罐印清晰可见,分外醒目,这让世界见证了属于中国特有的符号——拔罐。

拔罐治疗方法具有简便安全、容易操作、适用广泛、疗效稳定、设备简单、医疗费用有限、经济实惠等的特点,因此,是广大人民群众欢迎和喜爱的一种医疗方法。值得一提的是美国好莱坞女明星格温妮丝·帕特洛是我国中医拔罐疗法的拥趸之一。她说:"拔罐对我的产后身材恢复极有帮助,还可以活化筋络,促进血液循环,调理消化不良,减轻感冒症状等。"改革开放后,到我国学习拔罐针灸等中医疗法的外国留学生成倍增长。一位来我国学习中医的英国学生说,中医在国外比在中国还流行。拔罐疗法经过几千年的发展,完善与提高,已被越来越多的人所接受,其简、便、廉、验、效,无不良反应等优点,更使大家乐于使用,因此被称为绿色疗法。

二、拔罐的起源与发展

拔罐在我国,早在原始社会时期就在民间使用了,是我国民间广为流传的治病防病的妙方。人们利用牲畜的角,如牛角、羊角等磨成有孔的筒状刺激痈疽后,进行吸拔伤口内脓血的治疗。故拔罐法在那时又被称为"角法"。拔罐疗法是中医学的一个重要组成部分,是我国最古老的一种治病方法。据有关专家考证,文字记载最早见于马王堆汉墓出土的《五十二病方》，书中有以"角"治疗痔疮的记载。西晋葛洪在《肘后备急方》中，不但记述角法，而且对角法的适应证与禁忌证提出了见解。在书中特别告诫人们，使用"角法"要慎重地选择适应证。并强调"痈疽、瘤、石痈、结筋、瘰疬皆不可就针角。针角者少有不及祸者也"，这种病症，即使在今天也是不适宜拔罐的。到了隋唐时期，拔罐的工具有了突破性的改进。公元755年，唐代王焘在《外治秘要》中记载了用竹筒煮罐治病和刺血拔罐等疗法治疗痈疮。还记载了很多这方面的内容如"遂依角法，以意用竹做小角，留一节长三四寸，孔径四五分，若指上，可取细竹作之。才冷搭得螫处，指用大角角之，气漏不嘬，故角不厌大，大即朔急差。速作五、四枚，锅内熟煮，取之角螫处，冷即换"。这是指拔罐时，应根据不同部位，选用大小不同的竹罐，而当时所用的吸拔方法，也就是当今的煮罐法。唐代将医科分为体疗（内科）、疮肿（外科）、少小（儿科）、耳目口齿（五官科）、角法（拔罐疗法）五科。这说明在唐代拔罐疗法已成为一门比较成熟的学科。到了宋金元时期，苏东坡和沈括所著《苏沈良方》描述了"火筒法"治疗久咳的方法。并在当时竹罐已完全代替了兽角。在操作方法上则进一步由单一的水煮罐发展为药罐。还有医学家王怀隐等在《太平圣惠》中对角法的适应证与禁忌证做了明确的规定，即"红肿高大、阳证实"为拔罐适应证，痈疽初起或阴证或半阴证属拔罐的禁忌证。元代医学家萨谦斋所撰的《瑞竹堂经验方》中曾明确地加以记述："吸筒，以慈竹为之削去青。五倍子（多用），白矾（少用些），二味和筒煮了收起。用时，再于沸汤煮令热，以筋箕（箝）筒，乘热安于患处。"药筒法顾名思义就是把竹罐放入按一定处方配制的药物中煮过备用，待需要时再把该罐放到沸水中煮后，乘热拔在穴位上，使其发挥药物与吸拔的双重作用。至明代的陈实功的《外科正宗》及《济急仙方》等均对拔罐疗法有了丰富发展。从资料上看拔罐疗法在汉晋唐宋元明各代虽在罐器制作与选材以及吸附方法等方面均有所发展，但在临床适应证方面仍以治疗疮疡外科疾病为主。到了清代拔罐疗法在各方面均获得了更进一步的发展。首先罐具又一次革新。大家知道竹罐尽管价廉易得，但吸力较差，且久置干燥后，易产生燥裂，同时会出现漏气。为补此不足，出现了陶土烧制的陶罐，并提出了沿用至今的"火罐"一词。"火罐"系窑炉烧制，小如人大指腹大，两头微狭，使促口以受火气。患一切风寒皆用此罐。以小纸烧见焰，投入罐中，即将罐合于患处。如头痛则合在太阳、脑户或颠顶，腹痛合在脐上。罐得火气舍于内，即卒不可脱，须得其自落。患者自觉有一股暖气，从毛孔透入，少顷火力尽则自落。肉上起红晕，罐中有气水出。风寒尽出，不必服药。治风寒头痛，眩晕，风，腹痛，皆可用。可见当时拔罐疗法已广为大众所接受和应用了。又如吴谦在《医宗金鉴·外科心法要诀》中记载了拔罐配中药、针刺治疗痈疽阴证的方法及对预后的预测；书中写到："痈疽阴证半月间，不发不溃硬而坚,重如负石毒脓郁,致生烦躁拔为先,铍针放孔品字样,脓先为顺紫黑难。"又赵学敏在《本草纲目拾遗》一书中对拔罐疗法的出处,适应证,使用法和器具形状等都有简要的描述。综上,拔罐治疗在我国已有 2 000 多年的历史,并形成了一种独特的治疗方法。中医学认为拔罐可以疏通经络,调整气血。在中医学上经络有"行气血,营阴阳,濡筋骨,利关节"的生理功能,若经络不通,则经气不畅,经血滞停,可出现皮、筋、肉、脉及关节失养而萎缩。不利或血脉不荣,六腑不运等。经拔罐治疗后,对皮肤毛孔、经络、穴位的吸拔作用,可引导营卫之气,始行输布,鼓动经脉气血,濡养腑脏组织器官,温煦皮毛,同时也使虚衰之脏腑功能得到振奋,经络也畅通,调整了机体的阴阳平衡,促使气血调整,从而达到健身祛病的目的。

三、拔罐的原理及作用

1. 拔罐疗法作用机理

中医学认为,人体是一个有机的整体,五脏六腑,四肢百骸都是内外相,彼此协调的。

拔罐疗法作用机制有:①开泄腠理,扶正祛邪,平衡阴阳。因人体内部各种组织处于一种有机协调的状态下,可以称为阴阳平衡。若阴阳失衡,百病丛生。拔罐可以通过对经络穴位刺激,使脏腑产生兴奋与抑制的过程来调整脏腑器官的功能,使阴阳趋于平衡,呈双向调节作用。②疏通经络,行气活血:经络遍布全身并将脏腑等各个器官组织联系成为一个整体,而人体活动所需的营养气血,借助经络输到全身。当经络中某一部分发生问题,疾病就会产生。拔罐的"吸拔""温通"是良性刺激神经,产生反射作用以促进血液循环,让人体气血通畅达到行气活血的作用。中医学称谓"活血化瘀,舒筋活络"功能,从而引导经络中的气血输布,使衰弱的脏腑器官得以亢奋,恢复功能,驱逐疾病。③温经散寒,发汗解表:当火罐作用皮肤时形成温热刺激,并通过经络传导至相应的内脏组织,使机体内寒邪排出体外。又通过吸附作用,使毛细血管充血,扩张以及良性刺激的神经反射作用,达到发汗驱寒湿邪的目的。这就是中医学所谓"风寒邪气随气出"。④消肿止痛,吸毒排脓:拔罐疗法能产生极强的负压吸力,对治疗痛,疖、疮、疡,恶血瘀滞,邪毒郁结等有特效。由此"祛除病邪,吸拔出有害物质",增强了血流量,邪去而肿消,络通而痛止,达到了消肿止痛。

现代医学认为拔罐疗法能够治疗疾病是因为它通过皮肤表面的吸拔作用对人体各部分产生了一定的刺激作用。从而改善人体的新陈代谢和免疫功能。具体有

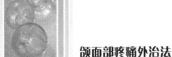
以下几种:①机械刺激作用:拔罐时由于罐内的空气膨涨,随后冷却,压力下降,形成负压,就此发生相应的吸引力致局部血产生刺激作用,从而引起一系列神经内分泌反应,调节血管舒缩功能和血管的通透性,改善了局部血液循环。②拔罐过程中采用的火罐法、煮罐法、温水罐法、药罐法,其温热刺激使局部血管扩张,促进局部的血液循环,加速新陈代谢,改善局部组织的营养状态,因此增强了组织活力,血管壁的通透性,白细胞和网状细胞的吞噬力与局部的耐受及机体的抵抗力,促进疾病的好转。③拔罐时产生的负压刺激作用,使局部迅速充血,瘀血,使毛细血管破裂,红细胞破坏,发生溶血现象。而红细胞中的血红蛋白释放,对机体有良性刺激,它通过神经系统对人体组织器官功能进行双向调节。同时促进白细胞的吞噬作用,提高皮肤对外界变化的耐受力。从而增强机体的抗病能力。同时由于负压的吸拔力,迫使皮肤毛孔充分扩张,利于皮脂腺及汗腺的分泌,促使体内毒素外排,祛除病邪,邪去正安。另外,机械刺激作用还能使表皮角化层断裂,细胞由复层变为单层,各级血管扩张。从而提高皮肤渗透作用。并有利于局部皮肤用药的吸收。而拔罐的引流作用及刺激局部皮脂分解,形成的脂肪酸则能自洁局部的皮肤,还能抗感染。受刺激的皮肤,角质形成细胞增生,毛囊细胞向棘细胞推移,有助于伤口愈合,减轻瘢痕。④吸拔火罐后引起神经体液调节,可反射性改善病变部位的血液循环及新陈代谢,促使病变处组织恢复与再生,同时能迅速带走炎性渗出物及致病因子,消除肿胀及疼痛。吸拔之后,局部白细胞有所增多而增强吞噬功能。细菌和病毒被吞噬,因此起到消炎作用。⑤调节作用:拔罐治疗对神经系统的良性刺激可经神经系统的末梢感受器传导到大脑皮质,对皮肤的良性刺激通过皮肤感受器与血管感受器传导至中枢神经系统,发生反射性兴奋调节大脑皮质的兴奋与抑制过程,促使趋于平衡,因此加强了大脑皮质对身体各处的调节与管制功能,促进病灶处的组织代谢增强,使之痊愈。此外,拔罐还能调节人体微循环,使人体血液与组织间的物质交换,调节毛细血管的舒缩功能,促使局部血液循环,调节新陈代谢,改善局部组织营养与淋巴循环功能,使淋巴细胞的吞噬能力加强,提高机体的抗病能力,恢复人体正常功能。除上述作用外,在火罐共性的基础上,不同的拔罐有其独特的作用。

2. 拔罐疗法在诊断中的价值

拔罐疗法治疗面广,对各种神经痛、痉挛、麻、损伤、风湿及消化系统、泌尿系统、呼吸系统等一些疾病均能起到较好疗效。对于疾病的诊断、鉴别诊断和转归的判断,拔罐疗法也有重要作用。

(1)斑疹的早期诊断:在拔罐处如有细微出血的现象,即说明毛细血管已经发生了变化。这种变化的原因,可能是由麻疹、风疹、斑疹、猩红热、伤寒等疾病所致。这些疾病在发作前四五天行拔罐治疗后,在皮肤上有些出血,呈紫色并相互重叠,这是将要发生斑疹的病损。对水痘、单纯疱疹、带状疱疹等也可作早期诊断作用。

（2）水肿的早期诊断:当患有心脏病、肾脏病、肝脏病、内分泌系统疾病均可出现水肿。此外,某些寄生虫病,营养不良也可发生水肿。是否有水肿标志着疾病的严重程度,有时难以鉴别。为了弄清楚是否有水肿,可使用拔罐方法。如果起罐后看到患者的皮肤上出现很多小水泡,证实确有水肿,从而判断疾病是处在什么阶段,以便制定治疗方案。

（3）有助于鉴别诊断:凡有神经痛或高血压等症状的患者,经过拔罐疗法后,局部皮肤呈现粉红色或无色。如患者有肌肉风湿症和类风湿关节炎,拔罐治疗后局部皮肤多呈现紫红色,并且在紫红色中间常出现暗黑色斑纹。据此有助于诊断和鉴别诊断。

（4）有助于判断疾病的轻重程度及其转归:在对肌肉风湿症和类风湿关节炎的患者进行治疗过程中,常见到皮肤所呈现的颜色和斑纹,如逐渐减少,即证实症状在逐渐减轻。同时患者也可感到自觉症状好转。如皮肤的颜色和斑纹逐渐增多增重,说明病情也在加重。因此,可从吸拔体征的程度判断患者病情好转或恶化状况。

（5）有助于判断病变部位:人体很多疾病在早期时常无症状和体征。若用吸拔方法分析体征、认识疾病所在的部位是较确切的。①当被吸拔的部位在 5 分钟内现吸拔体征时,说明该部位即是有病的部位;②有病部位分为局部、体躯、内脏部,吸拔体征出现在上肢及没有内脏投影的躯干部,它反映人体躯体疾病;③吸拔体征出现在脊柱两侧及躯干部内脏投影区时,可以用孙惠卿教授检查法确定病变反射区,对照进行分析,并结合其他资料诊断内脏疾病。其他资料即是临床上所开展的电诊断、X 线、同位素、CT、MRI 等各种检查,以及经络诊断仪的探测等。

（6）注意用拔罐判断疾病可能发生的错误:有的患者虽已患病,但可无明显的吸拔体征。若就此认为他无病,那是错误的。应对事物作具体的分析。如肥胖患者、非常衰竭的患者、贫血的患者、体质非常虚弱的患者,恶病质状态的患者,都常常无明显的吸拔体征。凡这类患者,绝不能把无明显吸拔体征误认为无病;相反,可能为病情严重。故一定要结合其他临床资料来判断疾病,否则容易误诊。

四、拔罐的工具与介质

拔罐疗法所使用的罐具种类颇多,民间应用比较随便。有的用小瓷杯,喝茶用

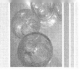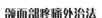

的玻璃茶杯,有的用各种不同规格陶瓷或玻璃的罐头瓶子。这些都可以达到治疗目的。其实只要能够吸牢皮肤,且不损伤皮肤的类似物品,都可用来做吸拔的罐子。按临床使用,一般分为传统罐具和新型罐具两大类。传统罐是根据所用材料而命名,如兽角罐(牛羊角)、竹罐、陶瓷罐、玻璃罐、胶罐、抽气罐和金属罐(如铁、铝、铜等制造,因其导热太快,太笨重,目前基本不用了)。新型罐具分为电热罐、磁疗罐、红外线罐、紫外线罐、激光罐和离子渗入罐等。但这些罐具因造价高,使用复杂,目前仅少数医疗部门使用。目前常用的有下面几种:①竹罐:取用坚实成熟的老竹制作一头开口,一头留节作底,罐口必须磨平光滑。竹罐有轻巧价廉,不易破碎,取材容易,制作简便等优点。但易爆裂漏气;②玻璃罐:用玻璃制成,形如球状,透明,便于在治疗过程中观察出血量及皮肤的变化,且罐口光滑吸拔力好,因此被广泛使用;③陶罐:用陶土烧制而成,形如腰鼓。它吸力大,适用于火力排气法。其优点价廉,易保管,缺点是体积大,不便携带,容易打碎,不能观察拔罐时的皮肤变化。④抽气罐:也称负压罐,用青霉素、链霉素药瓶,将瓶底切去,磨光磨平。瓶口的橡皮塞须保留完整无损,便于抽气时应用;⑤橡胶罐:用性能良好的橡胶制成,有各种不同形态和规格。它的优点是不易碎裂,携带方便,操作简单,患者本人就可操作。缺点是负压吸引力较差,无温热感,只能固定部位治疗,不可实行其他手法,不能高温消毒;⑥电灌:采用真空、磁疗、红外线、电针等多种技术,具备多种治疗功效,具有安全可调控温度负压,但只适用于拔固定罐,不能施行其他手法。

拔罐疗法一般不需要介质,但对一些特定的拔罐法,需要介质作为润滑剂,以防止皮肤擦伤。如在施走罐手法时,就要用介质润滑。常用介质有液状石蜡、甘油、松节油、凡士林、植物油、按摩乳等。若进行刺血拔罐或使用水罐,还应准备消毒液,如苯扎溴胺(新洁尔灭)或75%酒精与针对病情使用的中草药等。

五、拔罐治疗的常用方法及应用

1. 常用拔罐治疗方法

(1)火罐法:是利用燃耗时的火焰的热力排去空气,使罐内形成负压,将罐吸着在皮肤上的罐法。该法是临床上最常用的一种。它可单独用,也可多罐同时用。单独使用称单罐法,多罐同时使用称多罐法。当使用吸拔时,罐具内有火,有以下几种方法:①投火法:将薄纸卷燃着到1/3时投入罐内,迅速将罐扣在选定部位上。投火时,不论使用纸卷或纸条都必须高出罐口1寸多。等到烧至1寸左右,纸卷能斜在罐里一边,火焰不可烧灼皮肤。若初学投火法,可在被拔之处放一层湿纸或涂点水,让其吸收热力同时能保护皮肤;②闪火法:用粗铁丝缠绕石棉绳或绒线做好酒精棒,使用时将酒精棒蘸95%酒精,用酒精灯火或蜡烛燃着,往罐底一闪迅速撤出,立即将火罐扣在应拔之处。此时罐内已成负压,即能吸住,它的优点是当闪动酒精棒时,火焰已离开火罐,罐内无火,可避免烫伤;③滴酒:向罐子内壁中滴1～2滴酒精,将罐子转动一周,使酒精均匀地附着于罐子的内壁上,不可粘在罐口。然后用火柴点燃酒精,立即将罐扣在选定之部位上。④贴棉法:取约0.5 cm见方的脱脂棉一小块,稍蘸酒精,紧贴在罐壁中段,点燃后立即将罐扣在选定的部位上;⑤架火法:准备一个不易燃烧及传热的块状物,直径2～3 cm,放在应拔之处,上放小块酒精棉球,将棉球燃烧,迅速将罐扣上,能产生较强的吸力。

(2)水罐法:一般常用竹罐,先将竹罐投入锅内,加水煮沸,然后将罐取出,倒去罐内的水,将毛巾折叠好,紧扪罐口,乘热把罐按在皮肤上,即能吸住。

(3)抽气法:利用青霉素、链霉素药瓶,将瓶底切去,磨光磨平。瓶口橡皮塞须保留完整无损。紧扣在需要拔罐之处,用注射器从橡皮塞抽出瓶内空气,使其产生负压,即能吸住治疗部位。

2. 拔罐的方法

方法很多,临床上常用以下几种。

(1)单罐:即仅用一罐施治,一般是用于病变范围较小或仅是压痛点,根据病变或压痛点的范围、大小、选用适当口径的火罐。注意用拔罐判断疾病可能发生的错误。

(2)多罐:即多罐并用,用于病变范围比较广泛的疾病,根据病变之处解剖形态等情况,酌情吸拔数个甚至十余个罐。如某一肌束劳损,肌束的部位行吸拔多个火罐,称为"排罐法"治疗。治疗某些内脏或器官的病变时,按脏器的解剖部位的范围。在相应的体表部位纵横并列,吸拔几个罐子。

(3)闪罐:指罐子吸拔在应拔之处,随即取下,反复吸拔数次,使皮肤出现潮红为止。如连续吸拔20次左右,又称"连续闪罐法"。多用于局部皮肤麻木或功能减退的虚证病例。

(4)留罐:又称坐罐法,指拔罐后继续留罐一定时间再取下,一般留置5～15分钟,如罐大吸力强的应适度减少留罐时间,冬季及肌肤娇处,留罐时间也应短些。它可用于拔罐治疗的大部分病症。是最用的拔罐法。

(5)走罐:又称推罐法,行罐法,旋罐法,一般用于面积较大,肌肉丰满之处,如腰背,大腿等部位。须选用口径较大的罐,罐口必须平,最好用玻璃罐。首先在罐口涂上润滑剂,当罐吸上之后,用手握住罐底,略倾斜后,半边着力,前半边稍提起,逐渐向前推动,如此在皮肤表面上下左右,来回推拉移动数次,至皮肤潮红为止。

(6)针罐:本法是针刺与拔罐相结合的一种综合拔罐法,是在一定部位行针刺,待到一定的刺激量后,将针留在原处,再以针刺部位为中心,扣上火罐。若与药罐结合称为针药罐,常用于风湿病。它可用留针拔罐法和不留针拔罐法。

(7)刺络拔罐法:本法用三棱针、粗毫针、皮肤针、陶瓷片、小眉刀、刺筒等,先依病变部位的大小与出血要求,按刺络法刺破小血管,然后拔火罐。适用于各种急慢性软组织损伤,神经性皮炎,丹毒,皮肤瘙痒,失眠,胃肠神经官能症。

3. 拔罐的操作方法

操作方法:①做好术前准备:认真检查身体和询问病史,对患者及家属说明拔罐的作用等,并填写手术同意书。②选择体位和拔罐部位。③罐具拔上后观察反应,发现异常应及时处理。④留罐时:大型号罐,每次 5～10 分钟;中型号罐 10～15 分钟;小型号罐 5～20 分钟为宜。⑤拔罐次数一般一日 1 次,10～12 次为一个疗程,2 个疗程间隔 3～5 天。如病情需要也可继续疗程。

六、拔罐治疗的适应证、禁忌证和注意事项

1. 拔罐治疗的适应证

拔罐疗法的应用范围十分广泛。特别是对疮疡疽毒尤其有独到之处。现在临床上内、外、妇、儿、神经、口腔、眼,五官等各科有 100 多种疾病使用拔罐疗法。特别是近年来一些从未用本法治疗过的病,如贝赫切特综合征(白塞病)、术后腹胀以及一些疑难急症如老年性慢性支气管炎,肺水肿,甚至心脏病,骨折等使用拔罐也可取得意想不到的效果。由于拔罐疗法所具有的独特医疗机制,其治疗疼痛性疾病更为擅长。它具有明显缓解疼痛的效果,无论是内科的头痛、腹痛、胆绞痛、风湿痛,还是外科的急性腰扭伤,慢性软组织损伤,均可用拔罐疗法取得立竿见影的疗效,有的甚至仅此一次治疗即能止痛。综观拔罐治疗效果较为理想的病症有流行性腮腺炎、复发性口疮、牙痛、三叉神痛、面瘫、面肌痉挛、感冒、哮喘、支气管炎、百日咳、冠心病、心律不齐、中暑、肺水肿、胃痛、急性胃肠炎、小儿消化不良、高血压、卒中后遗症、糖尿病、头痛、肋痛、肌肉痛、关节痛、腰背痛、痛经、月经不调、乳腺炎、术后肠粘连、荨麻疹、带状疱疹、产后缺乳、扁桃体炎、近视、疮疡初起和毒蛇咬伤等。

2. 拔罐治疗的禁忌证

(1)凝血机制差,有自发性出血倾向,损伤后出血不止者。血友病、白血病、紫斑等均不宜拔罐治疗。

(2)皮肤有严重过敏,有疥疮等传染性疾病者,不宜拔罐治疗。

(3)过饥过饱,醉酒,过度疲劳,过渴等人,慎用拔罐治疗。

（4）高度神经质，精神失常，狂躁，不安，痉挛抽搐，以及各种原因不能配合者。

（5）中度或重度心脏病，心力衰竭患者不宜拔罐。

（6）全身高度水肿，不宜拔罐。

（7）孕妇期的腹部、腰骶部及乳房部不宜拔罐。

（8）肺结核活动期不宜拔罐。

（9）五官部位、前后二阴部位，不宜拔治疗。

（10）皮肤丧失弹性、静脉曲张者，癌症恶病质、外伤或新鲜骨折者不宜拔罐治疗。

（11）大血管分布处及瘢痕处不宜拔罐治疗。

（12）患有梅毒，艾滋病等法定传染病者不能拔罐。

3. 拔罐治疗的注意事项

（1）拔罐前应仔细检查罐的情况，以免因罐口不光滑，缺口，裂口而损伤患者的皮肤，避免因罐开裂拔罐时漏气，吸附不住。体位要适当，局部皮肤如有皱纹、松弛、瘢痕及体位移动等罐筒容易脱落。

（2）保持室内气流通，温暖，清静，舒适的环境。

（3）所用罐具，器材均应消毒，做到一人一套，避免交叉感染。

（4）拔罐时，应根据患者所需不同部位，选用合适的罐，若用火法拔罐时，火焰要旺，动作要快，使罐口向上倾斜，以防烫伤皮肤。若用闪火法时，棉花棒蘸酒精不可太多，以免酒精滴烫伤皮肤。如用贴法时，须防止燃烧的棉片脱落。如用架火法时，扣罩要准。不可将燃着的火架撞翻。若用煮水罐时应倒去罐中的热水，以防烫伤患者的皮肤。

（5）拔罐时的操作动作要迅速轻巧，做到稳、准、轻。罐内负压与扣罐的时机、动作的快慢、火力的大小与罐的大小直接相关。只有掌握好操作技巧，才能把罐拔紧，罐内负压适宜。

（6）拔罐时应在肌肉丰厚之处，若局部皮肉有皱纹、松弛，瘢痕，凹凸不平及体位移动，火罐容易脱落。

（7）初次治疗的患者，年老体弱者，神经紧张及儿童，空腹等患者，以选小罐拔罐，时间宜短，负压力量宜小，手法宜轻。同时应选卧位，随时观察患者反应，以免发生晕厥现象。晕厥现象多表现为头晕目眩，面色苍白，恶心呕吐，四肢发冷，出冷汗，血压下降，呼吸急促，脉细无力等。若遇此现象，立即使患者平卧，保暖，并使室内空气流通，给予温开水或糖水口服，即能迅速缓解恢复正常；重者则应针刺人中，内关，足三里，中冲等穴位或灸百会、中极、关元、涌泉等穴。必要时，即刻启罐。

（8）拔罐有时能使局部出现小水泡，小水珠，出血点，瘀血现象或局部瘙痒，尚属正常治疗反应。一般阳证,热证,实证,多呈现鲜红色瘀斑反映,阴证,寒证,血瘀证多呈现紫红色、暗红色瘀斑反应。寒证,湿证多呈现水泡水珠,虚证,多呈现潮红或淡红色,若局部无瘀血或轻度的潮红现象,但启罐后即消失,恢复皮肤原来颜色,一般提示病邪尚轻,病情不重,病将痊愈或取穴不准。先一次拔罐处的瘀斑尚未消退,一般不要在原部位拔罐。

(9) 拔罐数目多少要适宜,一般采取单穴拔罐,双扣罐法。若罐多时,两罐间距不可太近,以免牵拉皮肤,产生疼痛或罐具相互挤压,脱落。

(10) 病情重,病灶深及疼痛性疾病,拔罐时间需长;病情轻,病灶浅及麻痹性疾患拔罐,时间应短。拔罐部位肌肉厚,如背部、臀、大腿等部位拔罐时间应长,拔罐部位肌肉薄,如头部,胸部,上肢部时间应短些,冬季气候寒冷时,拔罐时间可适当延长。夏季天气炎热,拔罐时间相应短些。

(11) 拔罐治疗的间隔时间需根据瘀斑的消失情况和病情及体质决定。一般瘀斑消失快,急性病,体质强者,间隔时间可以短。若瘀斑消失慢,慢性病,体质弱,年老者间隔时间就要长些。

(12) 血管法的出血量需根据患者的性别,年龄,病情和体质而定,如急性病、青壮年、体质强者,出血量宜多。慢性病、年老、儿童及体质弱者出血量宜少。

(13) 患者就诊间隔时间,根据病情决定,一般来讲,慢性病或病情缓和者,可以隔日 1 次。病情急的,则每日 1 次。如高热,急性类风湿或急性胃肠炎等每日可1～2 次甚至 3 次,皆不为过。但留罐时间不能太长。

(14) 拔罐疗程一般以 12 次为 1 个疗程,若病情需要可以继续几个疗程。

(15) 拔罐一次时间一般为 10～15 分钟,个别可延长至 30 分钟。配合其他刺激(如针刺等)时,应注意器具的消毒与局部皮肤的消毒。

4. 常见反应及处理

1) 拔罐疗法的正常反应

拔罐时,无论采用何种方法,何种罐具。将罐具吸附于体表,由于罐内的负压作用,局部皮肤组织都会向上凸起,高于罐口平面以上,患者觉得局部有牵拉发胀或发热温暖,凉气溢,轻松舒适的感觉,不适甚至完全消失。起罐后,治疗局部的皮肤出现潮红,紫红,紫色瘀斑或丹痧(小点状,紫红色疹子)。这些变化可能要有 1 至数天才能消退。这些都属于拔罐疗法的治疗效应,不需要做其他处理。中医和西医可以依据局部的反应情况来诊断和辅助诊断疾病。中医认为通过观察拔罐过程的反应,如局部出现水肿水泡,水汽过多者,说明患有湿气证。皮肤色不变且触之不温者,提示患者为虚寒证,皮肤微痒或出现皮纹,说明患有风证。皮肤出现深红、紫黑或丹痧(疹子)触之微痛,同时身体伴有发热者,说明患者有热毒证等。

2) 拔罐疗法的异常反应及处理

拔罐过程中,患者感到被吸附部位疼痛,灼辣,牵拉等不适,难以忍受,数分钟即起水疱或出现手脚发凉,发麻,甚至出现头晕,心慌,目眩,面色苍白,恶心欲吐,出冷汗,甚至晕厥等现象均属异常反应。出现以上情况的原因大概有以下几个方面:①患者思想过于紧张,心理反应过度;②罐子吸力太大;③施术时失误,明火未灭或温度过高,灼伤皮肤或皮肤本来就有伤口;④所涂药物的刺激性过强;⑤罐口边缘过薄或不平滑,有沙粒状凸起或凹缝,或患者皮肤干,松弛,加上术者上罐时可能旋转了手腕,使皮肤出现皱褶;⑥吸罐时间过长致局部瘀血形成过多,隆起明显;⑦拔罐的局部有潜在的较大的动脉分布,由于吸力作用,局部软组织紧张,动脉受压而使血运受到影响。于是远端的组织发生缺血,出血,出现发麻,发凉,疼痛等反应;⑧另一反应即是晕罐。是指在拔罐过程中出现头晕,心慌,恶心,呕吐,出冷汗,甚至晕厥等症状。引起晕罐的原因为:患者身体虚弱、饥饿、疲劳、精神紧张,或上罐时置于禁忌部位等。一般因单纯拔罐而致晕罐较为少见,只有在行针罐法或刺罐法时偶有发生。

异常反应的预防与处理:

(1) 预防:认真检查罐具的质量,不合格的弃之不用。要严格遵守操作规程,不要在反应敏感的穴位(如合谷、太冲)施术,在患者饥饿疲劳,精神紧张,酒后者不做拔罐,上罐后多多询患者有否不适,同时注意罐内皮肤的变化情况,随时注意患者的表情。

(2) 处理:①若局部皮肤起水疱,立即起罐,起罐后局部涂紫药水,并加以包扎,以防感染;②在施行针罐法时,针口过于胀痛或酸胀痛感向他处传感难以忍受时,应起罐调整针的深度或刺向,待反应减轻后再进行拔罐;③晕罐时,切勿惊慌,应立即把患者衣扣解开,给予喝热水,注意保暖,并立即起罐,给予平卧,测血压,脉搏,必要时给予氧气或用指甲缘切按患者人中穴或十宣穴。或用指尖揉按其合谷、内关、足三里等穴位。出冷汗多或冷汗不止,可用艾条温灸涌泉穴或百会穴。如上述方法处理后,患者仍晕,低血压不能纠正,应考虑应用中枢神经兴奋剂或输液,必要时请内科会诊参与抢救。

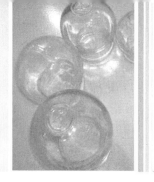

第四章
常见颌面部疼痛的中医外治疗法

第一节　三叉神经痛的按摩、刮痧、拔罐治疗

本病的中医治疗讲求辨证施治。若病因为风寒致痛，治疗宜疏风散寒；若为风热致痛者，治疗应疏风清热；若为肝火上扰致痛，治疗应清泻肝火；若为阴虚火旺致痛，治疗应养阴清热。

一、按摩治疗三叉神经痛

1. 基本治法

【方法一】

①面部治疗：患者取坐位或仰卧位，术者用一指禅推法从太阳穴推至头维穴，从太阳穴推至上关、下关穴，往返6～8遍。再用一指禅推法（见图4-1）推印堂穴—左眼上眶—左侧太阳穴—左侧眼下眶—左侧睛明穴—印堂穴—右眼上眶—右侧太阳穴—右侧眼下眶—右侧睛明穴。反复5～6遍。然后沿上述部位用双手抹法施术5～6遍。用大鱼际揉两侧颜面部约3分钟。最后用拇指指端掐揉（见图4-2）四白、颧髎、承浆、上关、下关、颊车、听宫、太阳、鱼腰、翳风穴，每穴2分钟。②头部治疗：患者取坐位，术者一手固定患者头部，另一只手五指叉开，由前发际沿头皮擦向发际，由慢渐快，反复摩擦头皮（先擦左侧头部，再擦右

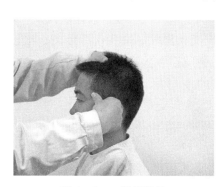

图4-1　一指禅推法

侧头部,最后擦中部头部)。使头皮灼热为度,继而再以十指交叉双掌小鱼际合擦风池穴 3～5 分钟,最后双手大把抓拿头发(见图 4-3)数下。

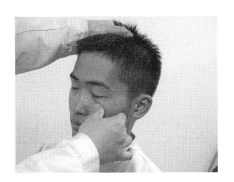

图 4-2　拇指指端掐揉

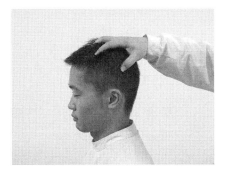

图 4-3　抓拿头部

辨证加减:①风寒致痛:直擦背腰部督脉足太阳膀胱经,以透热为度。用拇指指端掐揉风府、风池、外关、合谷、列缺穴,以酸麻胀为度,每穴 1 分钟。②肝火上扰致病:用拇指指甲掐内庭、大陵、行间、太冲穴,中指指端点按足三里、天枢、大肠腧、肝腧、胃腧、膈腧穴,每穴约 1 分钟。③风热致痛:用拇指指端,点按大椎穴,掐风池、曲池、合谷、外关穴,以酸麻胀为度,每穴约 1 分钟。④虚火上炎致痛:掐揉照海、三阴交穴,点按肾腧、命门穴,每穴约 2 分钟。⑤额部痛:用拇指指腹按揉攒竹、阳白、头维穴。掐揉后溪穴,每穴 1～2 分钟。⑥上颌痛:用拇指指腹按揉颧髎、四白、上关、迎香穴,每穴 1～2 分钟。⑦下颌痛:用拇指指腹按揉承浆、颊车、翳风穴。掐揉内庭穴,每穴 1～2 分钟。

【方法二】

头面部:①分推上下眼眶:患者仰卧位,医者坐患者之前,用拇指分推法,分推上下眼眶各 15～20 次,操作时分别将两手拇指指端放在患者眉头部位,由中间分别沿上下眼眶向两侧分推至两侧太阳穴处,注意推时速度要均匀,不可太快,力度以患者舒适为度。②按揉四白、阳白、太白、鱼腰、丝竹室、下关、颧髎、颊车穴,各 1 分钟,力度以得气为度。操作时用手指指端着力于患侧或两侧四白穴处。按住后,以上肢带动指端做轻柔缓和的环旋活动。按揉时指端要吸定于穴位处,保持均匀压力,持续而轻柔地旋转回环。③大鱼际揉面颊,患者仰卧位,医者坐在前面,将一手大鱼际置于患侧面颊部,以上肢带动手做轻柔缓和的环旋活动,持续操作 3 分钟。注意揉时大鱼际要贴定于治疗部位(见图 4-4),作用层次需要达到肌肉层,揉动幅度要适当。

躯干四肢部:①掐合谷:患者仰卧位,医者立其身侧,用指掐法在合谷穴施术,

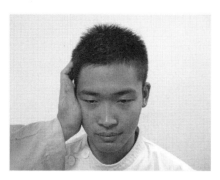

图 4‐4　大鱼际揉面颊

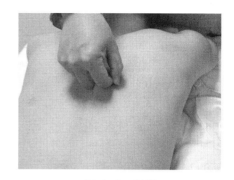

图 4‐5　捏脊

以得气为度,持续约半分钟。操作时以单手拇指甲缘,将力度灌注于指端,重按而掐之,施用掐法时,着力为持续或一上一下掐点之。但需注意不可刺破皮肤。②捏脊:患者仰卧位,医者立于其身侧,反复捏脊4~7遍(见图4‐5)。力度以患者能耐受为度。操作时两手略尺偏,两手手指中节桡侧抵于皮肤,拇指置于示指前方的皮肤处,于骶尾部长强处,用两手指共同捏拿肌肤,循脊椎或脊椎旁两侧缓缓捻动上移,边捏边拿,边捏边放,直至颈部大椎穴处。③治疗期间注意起居规律,心情舒畅,配合针灸、药物治疗以提高疗效。

【方法三】

按摩点穴治疗:

(1) 治则:疏风散寒,温经通络,行气活血。

(2) 取穴:①眼支痛:取阳白、头维、足临泣穴;②上颌支痛:取颧髎、合谷、外关穴;③下颌支痛:取下关、颊车、内庭穴。

(3) 施术:①眼支痛:用食指或拇指指腹按揉阳白、头维穴,用力稍轻,各2~3分钟,直至局部出现酸胀感为止;②上颌支痛:用食指指腹扪按颧髎穴,用力中等,每隔20秒放松1次,反复扪按至出现较强酸感为止,再用拇指指尖,切按合谷、外关穴,用力较重,至出现明显的酸胀感为止;③下颌支痛:下关、内庭穴治疗方法同合谷穴,用拇指指腹扪按颊车穴,用力中等,每隔20秒放松1次,反复扪按2分钟后,改用拇指指尖切按该穴,每隔20秒放松1次,直至出现较明显酸胀感为止,每日1次。

【方法四】

手法治疗:①揉印堂、攒竹;②按揉太阳;③分推前额(见图4‐6);④按揉下关、颊车;⑤按揉翳风;⑥掐揉人中;⑦按揉承浆;⑧按揉风池;⑨拿合谷;⑩掐揉神门。

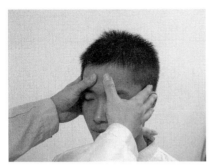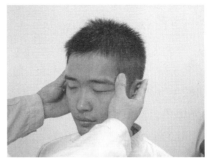

图 4-6　分推前额

随证加穴：①受风寒引起痛，恶风寒热阵发性加剧者，按揉风门和大椎，拿内外关。②刀割样疼痛，烦躁、易怒、口渴、便秘者，加按揉胃腧、摩中脘、拿按支沟、点按内庭、拿承山和丰隆。③钻刺样痛，形体消瘦，颧红升火，五心烦热者，加揉按肾腧和志室，揉气海，拿内、外关，按揉三阴交，掐揉太冲、擦涌泉（见图 4-7）。

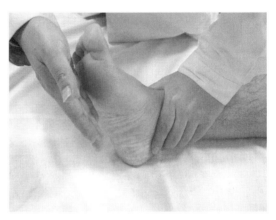

图 4-7　擦涌泉

【方法五】

原发性三叉神经痛治疗：①患者仰卧位，医者先在健侧的一面，用右手掌心擦揉健侧面部以放松面部肌肉；②医者用拇指按揉患侧面部上下眼眶处，人中穴 3～5 分钟；③紧接上法，医者用拇指按揉患者患侧太阳、承泣、四白、颊车穴 3～5 分钟；④医者采用循经点穴止痛法，按揉患者曲池、内关、合谷、列缺穴 3～5 分钟。

继发性三叉神经痛治疗：首选应进行针对病因的治疗，配合采用以下方法治疗。①患者取坐位，医者用双手掌心轻轻揉搓患者两侧面部 5 分钟，以放松面部肌肉；②用拇指在患者眼眶上下及口唇上部轻轻按揉，并以痛点为主。如印堂、迎香、颊车、颧髎、人中穴 3～5 分钟。③医者用拇指按揉内关、外关、合谷穴 1～3 分钟，用力可稍稍加重，以痛点转移法进行治疗；④患者取坐位，医者再用拇指按揉患者百会、风池、风府、太阳穴 3～5 分钟。⑤注意事项：首先要明确发病的病因，可在针对病因的治疗前提下，配合以上疗法缓解疼痛。饮食宜清淡，忌刺激性食物。其次加强保暖,尤其是面部。适当进行户外运动,增强体质,增强免疫力。治疗此疾病,患者要树立信心,心情愉悦。

2. 注意事项

按摩治疗三叉神经痛效果较好,每天做1～3遍,面部穴位手法应轻柔,四肢穴位手法较重。可适当配合药物止痛治疗。主要注意以下几点:①适当参加体育运动,增强体质。注意面部保暖,寒冷季节外出要戴口罩、帽子。避免风寒受凉,以防外邪侵袭;②调节情绪,避免不良情绪刺激;③需排除脑部占位性病变;④饮食宜温热柔软,以半流质为主,应清淡有营养,不宜过冷过硬食物。避免食用刺激性食物(如辣椒、葱、蒜等),忌酒。

二、刮痧治疗三叉神经痛

1. 基本治法

【方法一】

选穴:①第1支痛:阳白、太白、攒竹穴;②第2支痛:下关、四白、颧髎、迎香穴;③第3支痛:地仓、颊车、承浆、翳风穴。

刮痧方法:根据病变分支的不同选择穴位,患者取合适体位,医者选准穴位后,进行常规消毒,然后在所选穴位上均匀涂抹刮痧油或润肤乳,以泻法刮拭。用平刮法(见图4-8)刮拭选择的穴位,头面部以皮肤发红、发热为度,切忌用力过度。

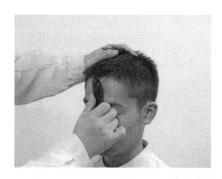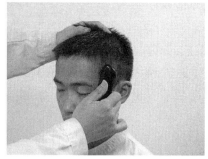

图4-8　平刮法治疗三叉神经痛第1支

【方法二】

① 刮经络:手阳明大肠经、足阳明胃经、足少阳胆经;②刮穴位:攒竹、阳白、头维、率谷、颧髎、风池、翳风、上关、下关、颊车、迎香、合谷、承浆、内庭等穴位;③随症配穴:气滞血瘀者,加刮太冲、三阴交穴。

刮痧方法:使用深法,刮拭力度大,速度快,时间短,先深后浅。

【方法三】

刮痧顺序:①四神聪—②头六片—③双翼飞—④项丛刮—⑤项三线—⑥骶丛刮—⑦曲池—⑧外关—⑨合谷—⑩足三里—⑪泰隆—⑫太冲。

【方法四】

(1) 选穴:①眼眶、鼻部区域痛:阳白、攒竹、太阳、颊车、列缺;②上颌区域痛:四白、巨髎、合谷穴;③下颌区域痛:下关、颊车、大迎、承浆、合谷。

(2) 体位:取坐位。

(3) 操作:①眼眶鼻部痛先刮阳白,再刮攒竹、太阳、颊车,最后刮列缺;②上颌区痛:先点揉四白,再点揉巨髎,最后刮合谷;③下颌区痛,揉下关、颊车、大迎、承浆,然后刮下关。

【方法五】

(1) 穴位选配:阳白穴、攒竹穴、太阳穴、颊车穴、列缺穴、四白穴、巨髎穴、合谷穴、下关穴、承浆穴、大迎穴、侠溪穴。

(2) 刮拭方法:眼支痛,点揉阳白穴、攒竹穴、太阳穴、颊车穴、列缺穴至酸麻胀。上颌支痛,点揉四白穴、巨髎穴、合谷穴至酸麻胀。下颌支痛,点揉下关穴、颊车穴、承浆穴、大迎穴、合谷穴、侠溪穴至酸麻胀。点揉(见图4-9)上述各穴时,用力应均匀轻柔,穴位点准确,不位移。

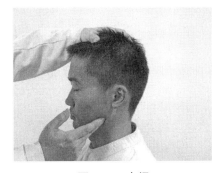

图4-9 点揉

配穴方一:按支痛取穴。三叉神经第1支痛取阳白穴、攒竹穴、太阳穴、颊车穴、列缺穴。三叉神经第2支痛取四百穴、巨髎穴、合谷穴。三叉神经第3支痛取下关穴、颊车穴、大迎穴、承浆穴、合谷穴、侠溪穴。治法:用刮痧点揉法,均用补法。第1支痛刮阳白穴,点揉攒竹穴、太阳穴、颊车穴、列缺穴。第2支痛点揉四白穴、巨髎穴、刮或点揉合谷穴。第3支痛点揉下关穴、颊车穴、大迎穴、承浆穴、刮或点揉合谷穴、侠溪穴。凡刮的穴位,宜轻刮,以微红为止。点揉每次2~3分钟,力度适中。以有得气感即可。

2. 注意事项

本法治疗三叉神经痛,效果较好,但面痛应进行相关检查,以排除神经系统病变。刮痧时宜采用补法,并坚持刮拭较长时间,注意保暖,尽量避免或减少疼痛的

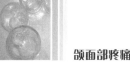

诱因。同时注意以下事项。

（1）治疗时，室内要保持空气流通，如天气转凉或天冷时应用本疗法要注意避免感受风寒。

（2）不能干刮，工具必须边缘光滑，没有破损。

（3）初刮时试3～5下即见皮肤青紫而患者并不觉痛者，为本疗法适应证。如见皮肤发红患者呼痛，则非本方法适应证，应送医院诊治。

（4）要掌握手法轻重，由上而下顺刮，并时时蘸植物油或水保持润滑，以免刮伤皮肤。

（5）刮痧疗法的体位可根据需要而定，一般有仰卧、俯卧、仰靠、俯靠等，以患者舒适为度。

（6）刮痧的条数多少，应视具体情况而定，一般每处刮2～4条，每条长2～3寸即可。

（7）刮完后应擦干油或水渍，并在青紫处抹少量祛风油，让患者休息片刻。如患者自觉胸中郁闷，心里发热等，再在患者胸前两侧第3～4肋间隙处各刮一道即可平静。

（8）刮痧后患者不宜发怒、烦躁或忧思焦虑，应保持情绪平静。同时，忌食生冷瓜果和油腻食品。

（9）如刮痧后，病情反而更加不适者，应即送医院诊治。

三、拔罐治疗三叉神经痛

1. 基本治法

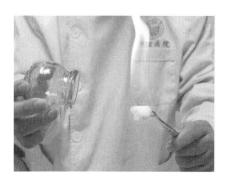

图4-10 闪火拔罐法

【方法一】

取穴：可闪火拔罐法取穴（见图4-10）阳白穴、太阳穴、下关穴（见图4-11）、颊车穴（见图4-12）、四白穴、颧髎穴。风寒凝滞型加大椎穴、风门穴。风热侵袭性加曲池穴、外关穴。风痰阻络型加中脘穴、泰隆穴。阳明火旺型加足三里穴。肝胆郁热型加肝腧穴、风门穴。瘀血阻滞型加膈腧穴、血海穴。操作：采用留罐法，留罐3～5分钟。疗程：3～5日1次，10次为一个疗程。

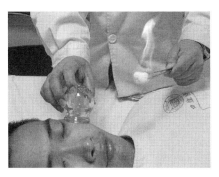

图 4-11　闪火拔罐法取穴下关穴

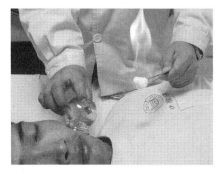

图 4-12　闪火拔罐法取穴颊车穴

【方法二】

取穴:第 1 支痛取阳白穴。第 2 支痛取四白穴、太阳穴。第 3 支痛取上关穴、下关穴。均加扳机点。操作:采用刺血拔罐法,留罐 3～5 分钟。疗程:3～5 日 1 次,10 次为一个疗程。

【方法三】

(1) 选穴:风池穴、翳风穴、下关穴、手三里穴、合谷穴。

(2) 配穴:眼眶、鼻部区痛者,加太阳穴、阳白穴、攒竹穴、头维穴;上下颌区域疼痛者,加太阳穴、四白穴、地仓穴、承浆穴、迎香穴。

(3) 体位:取坐位。

(4) 所需工具:三棱针、火罐、抽气罐。

(5) 施术:对合谷穴、手三里等主穴,常规消毒后,用三棱针点刺放血,再用玻璃罐在点刺部位拔罐,每次吸拔 5～10 分钟,至出血量为 1～2 ml 止。下关穴也可配合用抽气罐吸拔。

【方法四】

(1) 穴位选配:①眼支痛:攒竹穴、丝竹空穴、阳白穴、中渚穴;②上颌支痛:迎香穴、四白穴、角孙穴、合谷穴、支沟穴。气虚血瘀配膈腧穴、肝腧穴,关元穴,三阴交穴,足三里穴。

(2) 拔罐方法:单纯拔罐法留罐 15～20 分钟,每日 1 次,10 次为 1 个疗程。

【方法五】

(1) 药罐法:①选穴:气户穴、风池穴、丝竹空穴、颊车穴。②操作:在面粉内调入少量玉树神油(或松节油、樟脑水、薄荷水等)做成厚约 0.2 cm 的薄饼,贴在穴位上(每次选用两个穴位,)然后再上面拔罐、留罐 10～15 分钟,隔日 1 次,6 次后改为每周 1 次,12 次为 1 个疗程。

(2) 刺络罐法:①选穴:a. 太阳穴、地仓穴、攒竹穴;b. 太阳穴、颧髎穴、颊车穴。②操作:患者取坐位,常规消毒穴位皮肤后,先取 a. 组穴,用毫针行针刺,施以捻转泻法约 1 分钟;然后取 b. 组穴,消毒穴位皮肤后用三棱针点刺数下,采用闪火法将火罐吸拔在穴位上,留罐 10～15 分钟(出血 5 ml 左右),每日或隔日 1 次。

(3) 留罐法:①选穴:主穴选下关穴、合谷穴、太阳穴、地仓穴。配穴风寒加风池穴、大椎穴、风门穴。风热型加大椎穴、曲池穴、血海穴。②操作:患者取适当体位,选用口径合适玻璃火罐,以闪火法将火罐吸拔在上述穴位上,留罐 15 分钟,每日 1 次。

(4) 火罐法:①选穴:太阳穴、风池穴、风颊车穴。②操作:采用火罐单罐,留罐 10～15 分钟,每日 1 次。痛止即止。

(5) 刺络罐法:①选穴:大椎穴、风池穴、合谷穴、太阳穴、胆腧穴、膈腧穴。②操作:患者取仰卧位,用闪火法将火罐吸拔在各个穴位上,留罐 10～15 分钟。风热、肝火、血瘀型也可用刺络罐法,每日或隔日 1 次。

【方法六】

1) 风寒阻络型

疼痛呈阵发性抽动样疼痛,势剧烈,遇冷加重。得热则舒,舌苔薄白。

(1) 选穴:下关穴、风池穴、颊车穴、合谷穴。

(2) 定位:下关穴在面部耳前,颧弓与下颌切迹所形成的凹陷中(闭口由耳屏向前摸有一高骨,其下方有一凹陷,如张口则该凹陷闭合和凸起,此凹陷为取穴部位。风池穴在项部,当枕骨之下与风府穴相平,胸锁乳肌与斜方肌上端之间的凹陷处。颊车穴在面颊部,下颌角前上方约一横指(中指),当咀嚼时,咬肌隆起。按之凹陷处。合谷穴位于第 1～2 掌骨间,第 2 掌骨桡侧的中点处(以一手的拇指掌面指关节横纹,放在另一手的拇指食指的指蹼缘上,屈指,当拇指尖尽处为取穴部位。

(3) 拔罐方法:艾条法,闪罐法,可用艾条温和炙上述各穴位 10～15 分钟,以局部红晕为度,然后拔罐(除风池外),后留罐 10～15 分钟,每日 1 次,5 次为 1 个疗程。另嘱患者用热毛巾湿敷患处,每次 15 分钟,每日 2～3 次。

2) 风热阻络型

疼痛呈阵发性,为烧灼样或刀割样剧痛,痛时面部潮红,目赤出汗,遇热疼痛更加剧烈,得寒则舒服,舌苔薄黄。

(1) 选穴:大椎穴、曲池穴、外关穴、合谷穴、颊车穴、大迎穴等。

(2) 定位:大椎穴存背部正中线上节第 7 颈椎棘突下凹陷中,曲池穴在肘横的外侧端,屈肘时当尺泽穴与肱骨外上髁连线中点(仰掌屈肘成 45°角,肘关节桡侧,肘横纹头为取穴位。外关穴在前臂背侧,当阳池穴肘尖的连线上腕背横纹上 2 寸,尺骨与桡骨之间。合谷见前。颊车穴在面颊部下颌角前上方约一横指(中指),当咀嚼时,咬肌隆起,按之凹陷处。大迎穴,在下颌角前方咬肌附着部的前缘,当面动脉搏动处,闭口鼓气,下颌角前下方沟形凹陷处为取穴部位。

(3)拔罐方法:刺络拔罐法,闪罐法,可用梅花针以中度手法叩刺大椎穴、曲池穴,然后拔罐,以局部较多出血点冒出皮肤为度。余穴位采用闪罐法,10～15分钟,每1次,5次为1个疗程。

3)气虚血瘀型

疼痛呈反复发作,多年不愈,发作时抽动样作痛,面晦涩,甚则毛发脱落,畏风,自汗出,自觉呼气不够,不想说话,舌淡苔白或瘀点。

(1)选穴:颊车穴、膈腧穴、肝腧穴、合谷穴、神阙穴、气海穴、关元穴。

(2)定位:颊车穴见前。膈腧穴在背部当第7胸椎棘突下旁开1.5寸,平双肩胛骨下角之椎骨(第7胸椎),其棘突下缘旁开约2横指(食中指)处为取穴部位。肝腧穴在背部当第9胸椎棘突下,旁开1.5寸,平双肩胛骨下角之椎骨(第7胸椎)往下推2个椎骨,即第9胸椎棘突下缘,旁开2横指(食中指)处为取穴部位。合谷见前。神阙穴在腹中部,脐中央。气海穴在下腹部,前正中线上,当脐中下1.5寸。关元穴在下腹部前正中线上,当脐中下3寸。

(3)拔罐方法:灸罐法。可先用艾条在气海穴,关元穴行温和灸,以局部皮肤红晕有温热感为度,然后在各穴位上留罐10～15分钟,每日1次,还可以用250 g食盐,置锅内炒热,用布包好,趁热置于脐上热熨15分钟,热度以患者能耐受为度。每日1次,10次为1个疗程。

2. 注意事项

拔罐法治疗需先明确病因再对症施治。①首先应排除脑部占位病变,坚持适当服用中西药以减少本病的发作;②保持心情愉快,心胸开阔,正确对待疾病,避免精神紧张,劳逸结合;③饮食起居规律,加强体育锻炼;④注意头面部保暖,避免局部受冷受潮;⑤吃饭漱口,刷牙洗脸,说话活动时,动作宜轻柔,以免诱发。

第二节 面瘫的按摩、刮痧、拔罐治疗

主要应用于周围性面瘫。取穴:阳白穴、丝竹空穴、颧髎穴、迎香穴、人中穴、牵正穴、地仓穴、颊车穴、承浆穴、风池穴、大椎穴(第7颈椎棘突下凹陷中)、合谷穴。

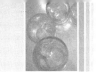

一、按摩治疗面瘫

1. 基本治法

【方法一】 患者取坐位,闭目,头面颈部尽量放松。

（1）点揉颤印堂穴。术者左手扶住患者后头部,右手拇指按在印堂穴上,其余四指放在前发际处做支撑。右手拇指点按9秒。然后不松劲,按顺时针方向揉9次,逆时针方向揉9次,反复交替进行36次后再震颤9秒。

（2）点揉颤攒竹穴、鱼腰穴。两手拇指分别按在左右侧攒竹穴和鱼腰穴上,同时用力点按9秒。然后不松劲,按顺时针方向揉9次,逆时针方向揉9次,反复交替进行36次后再震颤9秒。

（3）点揉颤太阳穴、上关穴、下关穴、颊车穴。两手拇指分别按在左右侧各穴位上,同时用力点按9秒。然后不松劲,按顺时针方向揉9次,逆时针方向揉9次,反复交替进行36次后再震颤9秒。

（4）点揉颤水沟穴（人中）,承浆穴。方法同点揉颤印堂穴。

（5）点揉颤迎香穴、地仓穴、风池穴。两手拇指和食指分别按在左右侧各穴位上,同时用力点按9秒。然后不松劲,按顺时针方向揉9次,逆时针方向揉9次,反复交替进行36次后再震颤9秒。

（6）指摩面部,拇指在患侧面部用手摩法摩动36次。

（7）点揉颤健侧合谷穴,方法同点揉颤印堂穴。

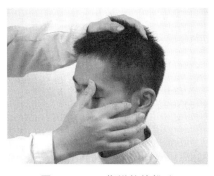

图4-13 一指禅偏锋推法

【方法二】

（1）推鱼腰:用一指禅偏锋推法（见图4-13）,推患者眉毛的中心处,约300次。

（2）推太阳穴:用一指禅偏锋推法,推患者眉梢与目外眦之间向后约6寸处凹陷中约300次。

（3）推下关穴:用一指禅偏锋推法,推患者耳前分,额分之下,颧弓与下颌切迹的凹陷处约300次。

（4）推颊车穴:用一指禅偏锋推法,推患者下颌角前方约一横指处,约300次。

（5）推人中穴:用一指禅偏锋推法,推鼻唇沟1/3处,约300次。

（6）推地仓穴:用一指禅偏锋推法,推患者口角旁0.4寸处,约300次。

(7) 推承浆穴：用一指禅偏锋推法，推下唇沟之中处约 300 次。

(8) 擦面部穴：用小鱼际在患者面部作上下直擦（见图 4 - 14），以温热为度。

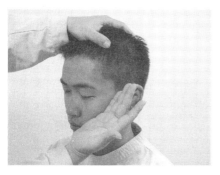 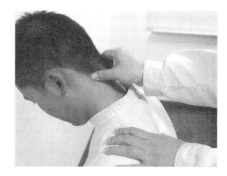

图 4 - 14　小鱼际在患者面部作上下直擦　　　图 4 - 15　拿风池穴

(9) 拿风池穴：用拇指与食指、中指对称用力提拿患者胸锁乳突肌和斜方肌之间处约 5 次（见图 4 - 15）。

(10) 拿合谷穴：用拇指与食指、中指对称用力拿捏患者健侧手背第 1 与第 2 掌骨之间处约 5 次。

【方法三】

患者自我按摩手法有以下几种：

(1) 推运颜面手法：患者取正坐位，头颈端直，双眼微闭入静，排除杂念，双手掌伸直相互对搓 100 次或双手掌对搓有温热感后立即将双手掌敷按在双侧面颊上，手指自然分开弯曲，然后双手掌由下颌部开始向前发际推运，经前发际头顶向后发际推运，再经两侧颞部、下颌部，双手掌回到原来位置。如此运一轮回为两次，共推运 20～40 次，或推运至颜面有燥热感为止。注意在颜面推运时，最好是边推运边按揉颜面皮肤，用捏、拿、提、捻、揉、放手法。

(2) 患者取端坐位，两眼微闭，入静排除杂念，用患侧拇指末节指腹与食指中节桡侧缘相对用力，将患侧颜面皮肤或肌肉适当用力捏起，边捏边提起，边按摩捻动，边揉摩，边放边移动部位。但手不离开皮肤，再沿着一定的路线连续操作。若遇有穴位时，手不能移动，用拇指尖或中指指尖按压在选定的穴位上。如地仓穴（位于口角 0.4 寸处）、迎香穴（位于鼻翼外缘中点旁开 0.5 寸）、中穴（位于人中沟上中 1/3 交界处）、太阳穴（位于眉梢与眼外眦连线中点 1 寸处）、印堂穴（位于两眉头连线中点）、颊车穴（位于下颌角前上方 1 指凹陷处）等处，按顺时针方向旋转按揉，每个穴位按揉 100 次，手指不要离开皮肤。

(3) 自我牵拉、按揉颜面皮肤，患者取正坐位，双眼微闭，入静排除杂念，患者自己用健侧的手拇指、食指捏拿住本侧（健侧）面颊部皮肤或肌肉（见图 4－16），施力向承浆穴（位于下口唇正中稍下缘凹陷区）方向牵拉（见图 4－17）。再以患侧手食指、中指、无指，三指指腹在患侧面积按顺时针方向旋转按揉一周。共按揉 30～50 次，有节奏均匀地扩展至整个面部，按揉时遇到穴位或敏感点时，将健侧牵拉承浆穴的手指向印堂穴方向提拉 3 次。

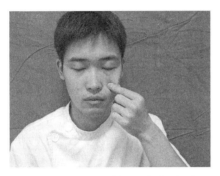
图 4－16　拇指和食指捏拿本侧面颊

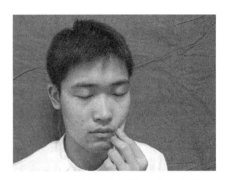
图 4－17　施力向承浆穴方向牵拉

（4）自我双手按揉承浆穴和人中穴。患者取正坐位，两眼微闭，用健侧手中指指尖点按人中穴（位于人中沟上中 1/3 交点处）患侧手拇指、食指指尖捏拿承浆穴，双手同时捏拿，按揉各穴位 100 次。再用健侧手食指指腹按压患侧翳风穴（位于平耳垂后下缘的凹陷中），以拇指指腹按压患侧颊车穴（位于下颌角前上方一横指凹陷中）向两眉头之间印堂穴方向，旋转按揉 100 次或出现胀痛感为度。

【方法四】

（1）头面部操作：患者取仰卧位，医者用双手拇指推法，自印堂穴交替向上推至神庭穴；再分推前额眼眶，面颊，反复操作时间 6～8 分钟。然后用拇指指腹按揉患侧攒竹穴、阳白穴、鱼腰穴、丝竹空穴、太阳穴、下关穴、牵正穴、颊车穴、四白穴、颧髎穴、迎香穴、地仓穴、承浆穴。拇指指甲掐印堂穴、睛明穴、头维穴、人中穴；以酸胀为度，每穴 1～2 分钟，最后用大鱼际或小鱼际揉患侧前额部及颊部约 3 分钟。患者取坐位，术者一手固定患者头部，另一手五指分开，自前发际沿头部擦向后发际。由慢渐快，反复摩擦头皮（先擦头左侧，再擦头右侧，最后擦头中部）以头皮灼热为度；继而再以十指交叉双掌小鱼际合擦风池穴 5～8 分钟。中指指端，点击百会穴；拇指指端掐风池穴、风府穴、翳风穴，以酸胀为度，每穴 1～2 分钟。用扫散法在头两侧足少阳胆经循行路线，在前上方向后下方操作，两侧交替进行，各做 30 次左右。继而双手大把抓拿头发数下。指尖击头顶部 1～2 分钟。

（2）背部操作：患者取俯卧位，术者用掌直擦背部督脉（见图4-18）、足太阳膀胱经，以透热为度；用拇指指端弹拨背部足太阳膀胱经各腧穴，以酸胀为度，每穴1～2分钟，最后虚掌拍叩击上述部位2～4分钟。

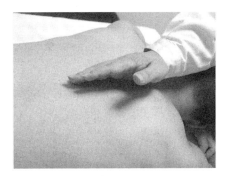

图4-18 掌直擦背部督脉

（3）四肢部操作：患者取坐位或仰卧位，术者用拇指指端掐揉曲池（见图4-19）、合谷（见图4-20）、外关（见图4-21）、足三里穴（见图4-22），以酸胀为度，每穴掐揉1～2分钟。

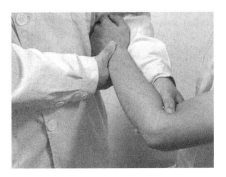

图4-19 拇指指端掐揉曲池穴

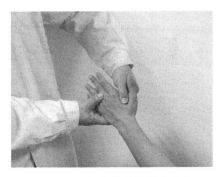

图4-20 拇指指端掐揉合谷穴

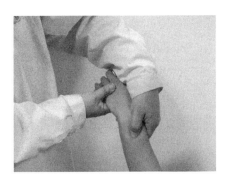

图4-21 拇指指端掐揉外关穴

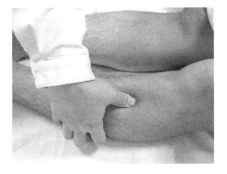

图4-22 拇指指端掐揉足三里穴

（4）病程久者，用拇指指端掐揉三阴交穴、太冲穴、肝腧穴、肾腧穴、脾腧穴、百会穴，以酸胀为度，每穴掐揉1～2分钟。

【方法五】

头面部：

（1）轻抹前额：患者仰卧位，医者坐于患者床前，用双手拇指指端着力，反复交替自印堂穴向神庭穴抹动,并边抹边向两侧移动位置,都是从眉部抹向发际边。至全额抹遍,反复3～5遍,至其皮肤红润为止,注意施术时动作轻快柔和,作用至皮肤及皮下。

(2)大鱼际揉面颊:患者仰卧位,医者坐于其头部前方,将一手大鱼际置于患侧面颊部,以上肢带动手做轻柔缓和的环旋活动,持续操作约3分钟,注意揉时大鱼际要吸定于治疗部位,作用层次要达到肌肉层,揉动幅度要适中。

(3)点揉攒竹穴、鱼腰穴、阳白穴、丝竹空穴、四白穴、迎香穴、地穴、颊车穴、翳风穴各穴1分钟,力度以患者能耐受为度。施术时指端要吸定于穴位处,按住以后,以上肢带动指端,做轻柔缓和的环活动,注意动作要连线,压力保持均匀,持续而轻柔地旋转回环,施术时指端要吸定于穴位处,不可偏移。

(4)掌摩熨目:患者仰卧位,医者站或坐于患者床前,行掌摩熨目5～8遍,施术时医者先将两掌相互摩擦,搓热,然后再将两手掌心放置两眼之上,使眼部有温热舒适感,注意两手一定要搓热,且要以掌心置于两眼之上,虽然用力轻,但应使热力达整个眼部(见图4-23)。

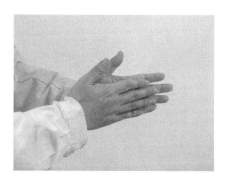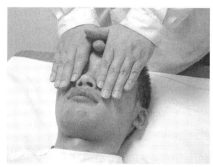

图4-23 掌摩、熨目

(5)搓面颊:患者仰卧位,医者坐于其头前方,以一手手掌置于患面颊部,上下往返以直线搓动约1分钟至局部透热为度,力度以患者感到舒适为宜。注意搓动速度宜快,层次达到皮下肌肉层。

手部操作:掐合谷。

患者取正坐或仰卧位,术者站于其身侧,用拇指掐法在合谷穴操作,以得气为度,时间持续半分钟,施术时,以单手拇指指甲缘,将力贯注于指端,重按而掐之,施用掐法时,着力或持续,或一上一下,掐点之,但须注意不可刺破皮肤。

【方法六】

(1)取穴:四白穴、地仓穴、下关穴、颊车穴、翳风穴、合谷穴、风池穴、曲池穴、足三里穴、三阴交穴、太冲穴。

（2）操作：先用拇指指腹点揉四白穴、地仓穴、下关穴、颊车穴、翳风穴各100次，再用大鱼际按揉患侧3～5分钟，以局部有温热感为佳，拿捏风池穴、曲池穴、合谷穴、足三里穴、三阴交穴、太冲穴各20～30次，以局部有较强的酸胀感为宜；然后按揉健侧大鱼际穴1～3分钟，按揉患侧3～5分钟，以局部有温热感为宜。每日1次。

【方法七】

（1）患者取仰卧位，医者先用右手拇指按揉印堂穴、百会穴、太阳穴3～5分钟。

（2）医者继续按揉患者双侧曲池穴、手三里穴、合谷穴3～5分钟。

（3）医者按揉患者血海穴、阴陵泉穴、阳陵泉穴、足三里穴、太冲穴3～5分钟。

（4）患者俯卧位，医者用右手拇指沿着患者脊柱及脊柱两侧，自上而下，反复指揉，并揉推肺腧穴、心腧穴、肝腧穴、脾腧穴、胃腧穴、三焦腧穴、肾腧穴等5～10分钟。

（5）紧接上方，用右手拇指按揉患者环跳穴、委阳穴、承山穴、涌穴等，3～5分钟。

【方法八】

（1）取穴：四白、地仓、下关、颊车、翳风、风池、合谷、曲池、足三里、三阴交、太冲。

（2）拍打操作：医者或患者选择合适体位对穴位拍打，每穴1～2钟，手法轻重适当，拍打完后还可采用点穴或其他按摩手法操作。

（3）点穴操作：先用拇指指面点揉四白、地仓、下关、颊车、翳风穴各100次。再用大鱼际按揉患侧3～5分钟，以至局部有温热感为佳。再拿捏风池、曲池、合、足三里、三阴交、太冲各20～30次，以局部有较强的酸胀感为宜。然后用：鱼际按揉健侧1～3分钟，按揉患侧3～5分钟，以局部有温热感为宜，每日1次。

【方法九】

（1）取穴：①手阳明大肠经：曲池、合谷。②足少阳胆经：瞳子髎、阳白、肩井。③督脉：水沟。④足太阳膀胱经：睛明、攒竹。⑤手太阳小肠经：颧髎。⑥足阳明胃经：四白，地仓，颊车。⑦任脉：承浆。⑧手少阳三焦经：丝竹空，阳池，外关翳风。

（2）按摩法：①患者仰卧位，术者用双手掌面按摩患者下颌面颊额部按摩时用力要轻柔，反复10次。②术者用拇指按揉患者睛明、四白、瞳子髎、阳白、攒竹穴、每个穴位每次按摩2分钟。③术者用手掌小鱼际快速搓擦患者面颊。④术者用拇指食指捏拿患者的咬肌肌腹，捏拿时用力适中，反复2次为宜。⑤术者用拇指分别

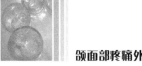

快速拿捏患者的地仓、颧髎、瞳子髎穴每穴每次 3～5 分钟。

自我按摩法：①用拇指按揉丝竹空、睛明、四白、瞳子髎、阳白、颧髎、攒竹、承浆、水沟、翳风、颊车、地仓穴，每穴每次 2 分钟。②用拇指固定食指、中指、无名指，以指端自上而下依次弹击面颊。③用拇指按揉曲池、合谷、关阳池穴，每穴每次 2 分钟。

2. 注意事项

注意事项如下：

（1）首先要判断是脸的哪一侧发生麻痹，否则会将正常部位和病变的部位搞错。口角和眼角偏向的那一侧为正常部位，眼睛闭合不严、皮肤感觉迟钝的那一侧为患侧。

（2）此病应尽早按摩治疗，越早治疗疗效越显著。按摩要持之以恒，每日早晚 1 次，必有良效。

（3）按摩要以患侧为主，健侧为辅，手法要求轻柔，避免擦破皮肤。

（4）由于眼睑闭合不全或不能闭合，瞬目动作及角膜反射消失，灰尘容易进入，角膜长期外露，易导致眼内感染，损害角膜。因此眼睛的保护非常重要。减少用眼，外出时戴墨镜。同时滴一些有润滑消炎、营养作用的滴眼水，睡觉时可戴眼罩或盖纱布保护因眼睑闭合不全的眼睛，每日点滴眼剂 2～3 次，以防感染。急性期应注意保护角膜，可用眼罩。

（5）本病预后较好，轻型者 2～3 周后开始恢复，于 1～2 月内可完全恢复。若在 6 个月以上尚未恢复，则完全恢复的可能性不大。对少数面神经功能不能回复者，应考虑手术治疗。

（6）要注意面部保暖，勿用冷水洗脸，局部避免受寒吹风，冬季要防寒，必要时可戴口罩、眼罩防护，以加速康复。

（7）治疗期间，注意起居规律，避免受凉，配合针灸、中西药治疗，可提高疗效。

（8）瘫痪患者应注意功能性锻炼，如抬眉，双眼紧闭，鼓气张大，努嘴，示齿，耸鼻，湿热毛巾热敷，每日 3～4 次以上。

（9）患者多为突然起病，难免会产生紧张焦虑、恐惧的情绪，有的担心面容改变而羞于见人及治疗效果不好而留下后遗症。因而要根据患者不同的心理特点，耐心做好解释和安慰疏导工作，缓解其紧张情绪使患者情绪稳定，身心处于最佳状态接受治疗和护理，以提高治疗效果。

二、刮痧治疗面瘫

刮痧治疗面瘫选穴：风池穴、阳白穴、四白穴、地仓穴、颊车穴、翳风穴、合谷穴和内庭穴等。

治疗原则:舒筋活血,祛风通络。

操作:患者采用合适的体位,医者用刮痧板或刮痧匙在以上特定的穴位上进行刮拭,先刮风池穴,再点揉或刮拭阳白穴、地仓穴、颊车穴、四白穴和翳风穴。最后点揉或刮拭合谷穴、内庭穴等穴。力度由轻到重,具体应根据患者的病情和体质酌情采用手法力度。

1. 基本治法

【方法一】

(1) 刮经络,手阳明大肠经,足太阳膀胱经,足阳明胃经,手少阳三焦经。

(2) 刮穴位:风池穴、地仓穴、翳风穴、颊车穴、阳白穴、下关穴、谷穴、太冲穴。

(3) 随证配穴:鼻唇沟平坦者加刮迎香穴和口禾髎穴,鼻唇沟歪斜者,加刮承浆穴。

(4) 刮痧方法:使用泻法刮拭力度大,速度快,时间短,先深后浅。

【方法二】

(1) 选穴:攒竹穴、瞳子髎穴、丝竹牢穴、颧髎穴、外关穴、率谷穴。

(2) 配穴:发热者加曲池穴。兼有口眼歪斜者加阳白穴、颊车穴、合谷穴。

(3) 体位:取坐位。

(4) 所需工具:刮痧板、润滑剂。

(5) 操作:对患者面部穴位皆用刮痧板厚缘刮拭,用力要轻,合谷穴、外关穴可用刮痧板重刮或用其角端点按。先刮头面颧髎穴至瞳子髎穴、攒竹穴至丝竹空穴,再刮拭头侧的率谷穴。

【方法三】

(1) 选穴:风池穴、翳风穴(见图4-24)、阳白穴、太阳穴、四白穴、地仓穴、颊车穴、合谷穴、足三里穴。

(2) 刮痧方法:患者取合适体位,找准穴位后进行常规消毒,然后在所选穴位上均匀涂抹刮痧油或润肤乳。操作时,医者一手持刮痧板,一手扶着患者以补法刮拭。先用历刮法刮头部风池穴至翳风穴,再用单角刮法刮面部,自阳白穴、四白穴、地仓穴至颊车

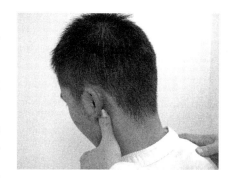

图4-24 翳风穴

穴。最后用平面按揉法刮手部合谷穴。面瘫恢复期以面刮法加刮足三里穴为佳。

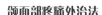
【方法四】

刮痧治疗:头部,全息穴区:额中带,顶颞前斜带下 1/3(双侧)。奇穴:患侧太阳穴、牵正穴。胆经:患侧阳白穴、风池穴。大肠经:患侧迎香。三焦经:患侧翳风穴。胃经:患侧地仓穴至颊车穴。上肢大肠经:对侧合谷穴。小肠经:对侧养老穴。下肢胃经:对侧内庭穴。膀胱经:对侧昆仑穴。

【方法五】

取穴:面部、颈部、手部。面部刮患侧阳白穴、攒竹穴、四白穴、地仓穴、颊车穴。颈部刮风池穴。手部刮合谷穴。刮治阳白穴、攒竹穴、四白穴、地仓穴、颊车穴,有舒调面部经气作用。刮治风池穴,有祛除风邪之功。手部合谷穴为治疗面疾之要穴。鼻唇沟平坦者,加刮迎香穴。治法:患者取仰卧位或坐位,医者先在刮治部位涂以合适的刮痧介质,然后以较轻力度刮患侧面部 5～10 分钟,至局部潮红为宜。继而刮风池及合谷穴,刮至局部潮红。每日 1 次,10 次为 1 个疗程。治疗期间避免面部受风寒。

2. 注意事项

面瘫病症有轻重之分,轻者,几日可愈。重者需数月,甚至 1～2 年方可恢复,也有终身不愈者。故刮痧治疗时,应加以区别,疗效较差者,应配合药物及针刺治疗,以求达到最佳疗效。患者应避免脸部受寒风吹,必要时戴口罩帽子进行防护,注意少言笑,可配合热敷、理疗、按摩等综合治疗。

三、拔罐治疗面瘫

本病归属于中医学的"口蜗""口僻""面瘫""掉线风"等范畴,其病因病机为正气不足,络脉空虚,卫外不固,风邪乘虚入中,经络气血痹阻,筋脉失于濡养所致。①风寒型:多有受凉史,如迎风睡觉,表现为口眼歪斜,风流泪,说话漏风,口流涎液,头痛,鼻塞,声重,喉痒,口不渴或喜热饮。恶寒时有发热,舌苔薄白,脉浮或浮紧。②风热型:多继发于感冒发热,中耳炎,牙龈肿痛之后伴有乳突痛。表现为口眼歪斜,迎风流泪,说话漏风,口流涎液,头胀咽痛,燥或咽喉肿痛,口干口渴,时有身热,舌苔薄白微黄,尖红,脉浮紧。

1. 基本治法

【方法一】

中医对面瘫的病因分类,辨证施治。

1) 风寒外袭型面瘫

(1) 选穴:太阳穴、上关穴、下关穴,颊车穴、内仓穴、外关穴、合谷穴。

（2）定位：太阳穴存眉梢与目外眦之间向后内约 1 寸的凹陷中。上关穴：在耳前下关直上，当颧弓的上缘凹陷处。下关穴：在面部耳前方，当颧弓与下颌切迹所形成的凹陷中，闭口由耳屏向前摸有一高骨，其下方有一凹陷，若张口则该凹陷闭合和凸起。此凹陷为取穴部位。颊车穴：在面颊部下颌角前上方约一横指（中指），当咀嚼时咬肌隆起，按之凹陷处。地仓：在面部口角外侧上直对瞳孔，正坐平视，瞳孔直下垂线与口角水平线相交点，为取穴部位。外关穴在前臂背侧，当阳池穴与肘尖的连线上，腕背横纹上对尺骨与桡骨之间。合谷穴在第 1、第 2 掌骨之间，当第 2 掌骨桡侧的中点处。以一手的拇指掌面指关节横纹，放在另一手的拇食指的指蹼缘上，屈指当拇指尖尽处为取穴部位。

（3）拔罐方法：艾灸法，闪罐法。可先用梅花针轻轻叩刺患侧面部太阳穴、上关穴、下关穴，地仓穴、颊车穴，然后在上述穴位上闪罐 5～10 分钟，再用艾条温和灸 15 分钟，每日 1 次，3 次为一个疗程。另嘱患者用热毛巾湿敷患处，每次 15 分钟，每日 2～3 次。

2）痰浊内阻型面瘫

（1）选穴：太阳穴、上关穴、下关穴、颊车穴、阳白穴、地仓穴、合穴、中脘穴、足三里穴、丰隆穴。

（2）定位：太阳穴、上关穴、下关穴、颊车穴、地仓穴、合谷穴前，阳白穴在前额部，当瞳孔直上眉上 1 寸。中脘穴在上腹部前正中线上，脐中上 4 寸，仰卧位，在上腹部前正中线上，脐中与胸剑联合部（心窝上边）的中点为取穴部位。足三里在小腿前外侧：当犊鼻穴下 3 寸，距胫骨前缘一横指（中指）。站位，将同侧手张开，虎口围住髌骨外缘，余 4 指向下，中指尖处为取穴部位。丰隆穴在小腿前外侧，当外踝尖上 8 寸。条口穴外，距胫骨前缘 2 横指（中指），平腘横纹与足腕横纹连线之中点，在胫骨、腓骨之间。距胫骨前脊约 2 横指处为取穴部位。

（3）拔罐方法：刺络拔罐法，可用梅花针轻轻叩刺患侧面部太阳穴、阳白穴、上关穴、下关穴、地仓穴、颊车穴，然后在太阳穴、下关穴、地仓穴、颊车穴处拔罐后留罐 5～10 分钟，以局部较多血点冒出皮肤为度。每日 1 次，5 次为 1 个疗程。

【方法二】

（1）取穴：印堂穴、阳白穴、太阳穴、四白穴、下关穴、颊车穴、大椎穴、足三里穴。

（2）操作：采用留罐法，留罐 3～5 分钟。疗程：3～5 日 1 次，10 次为一个疗程。

【方法三】

（1）取穴：太阳穴、阳白穴、下关穴、颊车穴、牵正穴、颧髎穴、大椎穴、肺腧穴。

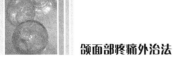

（2）操作：采用刺血拔罐法。留罐 3～5 分钟。疗程：3～5 日 1 次，10 次为一个疗程。

【方法四】

（1）选穴：合谷穴、太冲穴、牵正穴、颊车穴、地仓穴、风池穴、迎香穴、承浆穴、颧髎穴。

（2）配穴：眼睑不能闭合，流泪者加攒竹穴、鱼腰穴、丝竹空穴；耳后痛者，加翳风穴；味觉减退者，加廉泉穴。

（3）体位：坐位。

（4）所需工具：火罐、三棱针。

（5）操作：先对颊车穴、下关穴施闪罐法，直至局部皮肤变成紫红色。每天 1 次，其他主穴以普通拔罐进行吸拔即可。特别注意：拔罐的时候要随时询问患者的感受，一旦出现不适就应停止操作。

【方法五】

（1）取穴：阳白穴、太阳穴、四白穴、牵正穴（耳垂前 0.5～1 寸）。

（2）操作：用皮肤针叩刺穴位，使轻微出血，然后选用小火罐，点燃酒精棉球，速投入罐中。待火旺时，将罐扣在点刺的穴位上，吸拔 5～10 分钟。隔日 1 次。治疗期间避免风吹受寒，面部可做按摩和热敷。适用于面神经炎的初期或面部有板滞感觉等。

【方法六】

（1）取穴：患侧太阳穴、牵正穴、颧髎穴、下关穴。

（2）操作：先用艾条温和灸每穴 7～10 分钟，然后用闪罐法，至局部潮红。每日或隔日 1 次，10 次为 1 个疗程。用途：适用于面神经炎。

【方法七】

（1）取穴：阳白穴、地仓穴、下关穴、颊车穴、颧髎穴、翳风穴（患侧）。

（2）操作：患者仰卧位，将以上穴位进行常规消毒，每个穴位用三棱针点刺 3～5 下，或用毫针针刺，取得针感后起针，然后立即用小号火罐拔于所选穴位处，留罐 5～10 分钟，拔至皮肤出现轻度的红色瘀血为度，每周治疗 2～3 次，10 次为 1 个疗程。用途：适用于面神经炎。

【方法八】

（1）取穴：睛明穴、太阳穴、阳白穴、地仓穴、下关穴。

（2）操作：采用双手拇指、食指按压所选穴位 20～25 分钟，使面部产生酸麻胀痛等感觉，然后用闪罐吸拔上述除睛明穴之外的穴位，每穴闪 5～10 次，每日 1 次，治疗每 10 次为 1 个疗程。用途：适用于面神经炎。

【方法九】

（1）取穴：下关穴、牵正穴、太阳穴、阳白穴。

（2）操作：每次均取患侧 1～2 穴，选用小号火罐，用镊子夹住酒精棉球，点燃伸入罐内，旋转一圈即退出。再快速将罐子吸拔于穴位上，留罐 10 分钟左右，再在患侧面部用皮肤针叩刺使之少量出血，再拔火罐，3 天治疗 1 次，治疗时应避风寒。用途：适用于面神经炎。

【方法十】

（1）选穴：风池穴、颊车穴、四白穴、下关穴、太阳穴、阳白穴、地仓穴、大椎穴等。

（2）操作：抽气罐法，患者取坐位，取颊车穴。用抽气罐在颊车穴对应的部位上，吸拔留罐 10 分钟左右，隔日治疗 1 次。出针闪罐法：每次取以上 1 组穴，用抽气罐进行吸拔。患者取坐位，常规消毒穴位皮肤后，用毫针透穴刺法，得气后留针20 分钟。其间 10 分钟行针 1 次，并取其中 2 穴，同时用艾条温和灸。起针后分别在额部、面颊中部、面颊下部施行闪罐法或涂姜汁、祛风药。闪罐至局部皮肤发红为度，每日 1 次。10 次为 1 个疗程。也可取患侧的风池穴、大椎穴、地仓穴、颊车穴。施以单纯拔罐法，留罐 10 分钟，隔日 1 次，5 次为 1 个疗程。

2. 注意事项

拔罐治疗面瘫时，注意事项如下：①急性期至少休息 1 周；②面部局部保暖防风，患者不应用冷水洗脸，避免直接吹风。天寒外出、乘车、吹空调时，预防面及耳部受凉；③眼部，白天用眼药，夜间用眼药膏，保护眼睛，预防感染；④注意天气变化，及时添加衣物，防止感冒；④拔罐治疗面瘫时，无论面瘫是周围神经性还是中枢神经性，在取穴和治法上基本相同，但疗效差异较大。周围性面瘫，急性面瘫及病程短的面瘫疗效显著，5～6 次即愈。中枢性面瘫及病程长的面瘫疗效较差。

第三节　面肌痉挛的按摩、刮痧、拔罐治疗

一、按摩治疗面肌痉挛

1. 基本治法

【方法一】

自我推拿能起到补养气血、平肝止痉作用。手法治疗包括：揉印堂穴、揉睛明穴、按揉摩眼眶、揉按太阳穴、掐揉人中穴、揉按承浆穴、揉按太阳穴、揉按迎香穴、

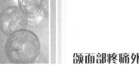

揉按风池穴、拿揉合谷穴。

面肌痉挛随症加穴：①头昏眼花，神疲懒言，气悸气短，面色苍白者加揉按脾腧穴和肾腧穴、摩中脘穴，按揉足三里穴和三阴交穴；②病程较长，头昏耳鸣，五心烦，腰膝酸软者加按揉肾腧穴和志室穴，揉气海穴，按揉三阴交穴；③急躁易怒则痉挛加剧，面红口苦，四肢麻木者，加按揉肾腧穴，擦腰骶，揉按太溪穴、点按太冲穴、擦涌泉。

【方法二】

（1）患者取仰卧位，术者可先用双手掌心，轻轻揉搓患者两侧面部，从前额向下抹揉至下颏部。

（2）医者以两拇指指腹为着力点，自太阳穴开始，按揉至承泣穴、四白穴、颊车穴、地仓穴、人中穴、承浆穴 3～5 分钟。

【方法三】

头面部操作：

（1）轻抹前额：患者仰卧位，医者坐于其头前方，用双手拇指指端着力，反复交替自印堂穴向神庭穴抹动。并边抹边向两侧移动位置。都是自眉部抹向发际边，至全额部抹遍，反复 3～5 遍，至其额部红润为止。注意施术时，动作轻快柔和，作用至皮肤及皮下。

（2）大鱼际揉面颊：患者仰卧位，医者坐于其头前方，将一手大鱼际置于患侧面颊部，以上肢带动手做轻柔缓和的环旋活动，持续操作约 3 分钟。注意揉时大鱼际要吸定于治疗部位。作用层次需要达到肌肉层，揉动幅度要适中。

（3）点揉翳风穴、攒竹穴、太阳穴、颧髎穴、四白穴、合谷穴，以酸痛为度，时间 1 分钟。施术时，先以拇指或中指指腹按压在穴位处，并在治疗穴位上作环旋揉动。操作时注意拇指或中指要吸定于治疗穴位上，施加的压力要均匀，按揉时要带动深层组织。

（4）摩掌熨目：患者取仰卧位，医者站或坐于患者床前，行摩掌熨目 3～5 遍，施术时，者先将两掌相互摩擦，搓热以后再将两手掌心放置在患者两眼之上，使眼部热舒适之感。本法有安神定志的作用。注意施术时，两手一定要搓热，且要以掌心置于两眼之上，虽然用力轻，但应使热能达到整个眼部。

（5）掌搓面颊，患者仰卧位，医者坐于其头前，以一手手掌置于患侧面颊局部，上下往返，直线搓动约 1 分钟。至局部透热为度。力度以患者感舒适为宜。注意搓动速度宜快，层次到达皮下肌肉层。

躯干部操作：

捏脊：患者俯卧位，医者站于其身侧，反复捏脊 4～7 遍，力度以患者能耐受为度。施术时,两手略尺偏,两手食指中节桡侧横抵于皮肤,拇指置于食指前方的皮肤处于骶尾部,长强处用两手指尖共同捏拿肌肤,循脊椎或脊椎旁两侧徐徐捻动上移,边捏边拿,边提边放,连线灵活直至颈部大椎穴处。

【方法四】

据中医学判断的不同面瘫类型,辨证论治。

1)风寒稽留

治法:患者取仰卧位,医者以双手拇指点按其前额,施用双运太阳法,点按攒竹、四白、空骨以温散风寒,通经活络。施用内应外合法,点按地仓、大迎、翳风、阳白穴,以疏风活络,息风解痉。

2)气血亏虚

治法:患者取仰卧位,医者施用推脾运胃法,点按中脘以补中益气,调和脾胃,施用运颤法,点按气海,以补益元阳,益肾补气,益下焦元气,施用一指托天法,以补益虚损。施用揉拿手三阴法,点按列缺,以痛经活络,息风解痉,施用提拿足三阳法,点按足三里,三阴交以补中益气,滋阴济阳。施用内应外合法点按眉梢以疏风活络,濡养经筋,息风解痉。

3)肝肾阴虚

治法:首先患者取坐位,医者施用揉拿项部肌肉,点按风池,以通阳祛风邪。施用一指托天法,以补虚益气,理气消滞;第二,嘱患者仰卧位,施用梳肋开胸顺气法,点按檀中,以除郁行滞,理气行血,施用提拿足三阴法,点按丘墟、蠡沟、足三里、三阴交以补益肝肾,补中益气,滋阴济阳,息风解痉,施用内应外合法,以通经活络濡养经筋。

【方法五】

拍打按揉面肌痉挛。本法指拍打按揉点穴的综合治疗,以益气养血、滋阴舒筋、疏风散寒。

取穴:眼点穴(拇指尺侧,指关节赤白肉际处)、合谷穴、足三里穴、脾腧穴、胃腧穴。拍打操作:医者或患者选择合适体位,可选穴位拍打,每穴1~2分钟,手法轻重适当,拍打完后,还可采用点穴或其他按摩手法操作。点穴操作:以右眼跳动为例,患者取坐位,医者立于患者前方或左侧,左手握其左手腕,右手拇指着于眼点穴,其余四指呈钳状附着相应后臂,先用拇指指腹轻揉2分钟,继而用拇指与上臂呈垂直方向振动3分钟,然后指腹点按3分钟,最后轻拿或揉合谷穴、足三里穴、脾腧穴、胃腧穴各3~5分钟,每日1次。

2. 注意事项

本病程虽长,但坚持此法每日2~3遍,可获满意效果。并注意以下几点:

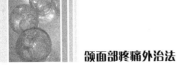

①面部手法宜轻柔,四肢穴位手法宜重。指压合谷穴,压时应适当用力较重。合谷穴疼痛的敏感度也应较强。②保持心情舒畅,情绪不宜过分急躁。③注意休息,适当加强锻炼,劳逸结合。④不食酒、辣、肥、甘之品。⑤身体虚弱,面色苍白者,配合当归养血膏或参芪膏,头昏耳鸣,五心烦热者可配合服用六味地黄丸等。⑥注意观察病情变化与发展,切勿与其他疾病混淆或误诊。

二、刮痧法治疗面肌痉挛

1. 基本治法

【方法一】

(1) 取穴:攒竹穴、阳白穴、人中穴、迎香穴、颊车穴、地仓穴、合谷穴、天柱穴、大椎穴、心腧穴、肾腧穴、太冲穴、两侧面部。

(2) 操作:患者取合适体位,找准穴位后,进行常规消毒,然后在所选穴位上,均匀涂抹刮痧油或润肤乳。操作时,医者一手持刮痧板,一手扶着患者,以补法刮拭。用平刮法,刮头部攒竹穴、阳白穴、人中穴、迎香穴。用点按法刮颊车穴、地仓穴、用平面按揉法刮手部合谷穴,也可用平刮法,刮双侧面部,患者以轻柔手法,健侧以稍重手法,用单角法刮拭背部天柱穴、大椎、心腧穴、肾腧穴。用面刮法刮足部太冲穴。

【方法二】

(1) 治则:益气养血,滋阴舒筋,疏风散寒。方法采用直接刮法。介质,刮痧用油可选用正红花油,或刮痧活血剂。

(2) 取穴:头面部,下关穴,颊车穴,地仓穴,太阳穴。项背部,风池穴、天柱穴、大椎穴、心腧穴、肾腧穴、上下肢合谷穴、太冲穴。

(3) 操作:①术者手握刮痧板与皮肤呈45°角,线刮拭项背部,由上而下,由内向外,顺序刮拭,再刮颊车至地仓、太、下关,然后刮合谷、太冲。②力度以患者能耐受为准,对选择的刮痧部位反复刮拭,直至面部皮肤发红为止。③患侧以轻柔手法,健侧以稍重手法,下肢及项背部宜重刮,疗程,隔日1次。5次为1个疗程。一般需治疗3周以上,病程长者需长时间治疗。注意事项,加强功能性锻炼,如抬眉,双眼紧闭,鼓气,张大嘴,努嘴,示齿,耸鼻,温热毛巾热敷,每晚3~4次以上,勿用冷水洗脸,遇风雨寒冷时,注意头面部保暖。

【方法三】

(1) 取穴:攒竹穴、四白穴、地仓穴、翳风穴、合谷穴。

(2) 操作:刮拭方法,以平面按揉法,用刮痧板的一角按揉攒竹穴、四白穴、地仓穴、颊车穴、翳风穴和合谷穴，以穴位酸胀为度，接着以平刮法，用补法或平补平泻手，刮拭上述穴位。

2. 注意事项

治疗期间，注意起居规律，保持心情舒畅，可配合针灸药物治疗，以提高疗效。

三、拔罐治疗面肌痉挛

1. 基本治法

【方法一】

(1) 取穴：阳白穴、颊车穴、颧髎穴、下关穴、印堂穴、大椎穴、肺腧穴、心腧穴、肝腧穴、脾腧穴、肾腧穴(见图4-25)。

(2) 操作：面部采用留罐法，并在5个腧穴留罐3～5分钟。疗程：3～5日1次。10次为1个疗程。

【方法二】

(1) 取穴：①阳白穴、攒竹穴、四白穴、丝竹空穴。②地仓穴、颊车穴、风池穴、手三里穴、合谷穴。

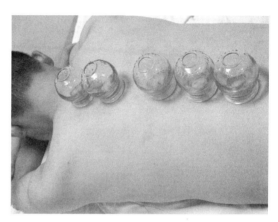

图4-25 背部留罐法

(2) 操作：针刺拔罐法，先用毫针在第1组穴位上，针刺留针10～15分钟。起针后不拔罐。第2组穴位针刺后拔罐，留罐15～20分钟，隔日1次，10次为一个疗程。

2. 注意事项

①拔罐时吸拔力不宜过大，以免产生皮下瘀血，影响美观。②治疗期间应注意减少外界的刺激，如电视、计算机、紫外线灯。勿用冷水洗脸，遇风雨寒冷时，注意头面部保暖。治疗后应戴口罩出门，以免患部感受风寒。③保持心情愉悦，劳逸适度，充足睡眠，多食新鲜蔬菜，水果，粗粮，豆类，鱼类，适当增加维生素B族的摄入。

第四节　颞下颌关节紊乱病的按摩、刮痧、拔罐治疗

颞下颌关节紊乱病的中医治疗原则为：益气养血，滋阴舒筋，疏风散寒、疏肝补肾。

一、按摩治疗颞下颌关节紊乱病

1. 基本治法

【方法一】

(1) 大鱼际揉面颊:患者取仰卧位,医者坐于患者床前,将一手大鱼际置于患侧面颊部,以上肢带动手做轻柔缓和的环旋活动,持续操作约 3 分钟,注意揉时,大鱼际要吸定于治疗部位,作用层次需要到达肌肉层。揉动幅度要适中。

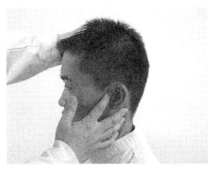

图 4 - 26 点揉耳门

(2) 点揉耳门(见图 4 - 26):听宫、听会、上关、下关、颧髎各 1 分钟,力度以产生强酸胀感为度。施术时用拇指或食指指端着力于穴位处,用力持续按压人体的穴位,同时配合拇指或食指带动深层组织的轻柔缓和的环旋活动。

(3) 抹擦法:医者用两手中、示、环三指之末节着力,紧贴于患者颧部,进行环形抹擦,抹擦时,环形要由一点逐渐向外扩散。

(4) 掌搓面颊:患者取仰卧位,医者坐于其头前方,以一手掌置于患侧面颊部,上下往返,直线搓动约 1 分钟至局部透热为度,力度以患者感到舒适为宜,注意搓动速度宜快,层次到达皮下肌肉层。

(5) 掐合谷:患者取正坐或仰卧位,医者站于其身侧,用拇指掐法在合谷穴(拇指,食指合拢,在肌肉的最高处)操作,以得气为度,时间持续约半分,施术时,以单手拇指指端指甲缘,将力贯注于指端,重按而掐之,施用掐法时着力,或持续或一上一下,掐点之。但需注意不可刺破皮肤。

【方法二】

(1) 患者取正坐位,医者用拇指按揉患侧的下关穴、颊车穴、合谷穴及局部阿是穴(压痛点),力量由轻逐渐加重以患者能耐受为度,每穴按揉约 1 分钟。

(2) 患者取正坐位,医者站立其前或其后,用手的大鱼际按在患侧的耳屏前,另一手掌按在健侧的下巴处。然后让患者反复做张口、闭口运动。同时医生两手相对用力挤按,以使其位置矫正,不可用蛮力。

(3) 患者取正坐位,医者在其患侧颈后的风池穴附近按出一个明显的压痛点,然后用拇指做轻柔的按揉,力量应由轻渐重,直至压痛明显减轻为止。

(4) 患者取正坐位,医者用一侧大鱼际在其患侧肋部及面颊做轻柔的揉动,时间约 2 分钟。

【方法三】

拍打按摩治疗颞下颌关节紊乱病。

(1)取穴:下关、翳风、颊车、阿是穴、风池、合谷,配穴,上关、肩井、阳陵泉。

(2)拍打操作:医者或患者选择合适体位对穴位进行拍打,每穴 1～2 分钟,手法轻重适当,拍打完后还可采用点穴或其他按摩手法操作。

(3)点穴操作:先用中指指端点按患侧下关、翳风、颊车、阿是穴(见图 4-27),各 100 次,力度由轻到重,以出现酸胀感为宜。拿捏风池、肩井、合谷、阳陵泉穴各 20～30 次,然后用大鱼际按揉摩擦患处,由轻到重,使局部产生热感,每日 1～2 次。穴前用温热毛巾外敷患处 6～10 分钟,以缓解局部肌肉紧张。点穴后可加用艾条熏艾 10～15 分钟或配合理疗,效果更好。

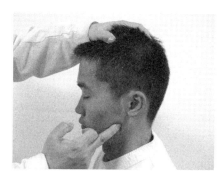

图 4-27 咀嚼肌外侧阿是穴

【方法四】

(1)选穴:翳风穴、上关穴、下关穴、颊车穴等。

(2)方法:首先患者坐位,医者站立在其前面。

① 按揉法:术者一手扶住头部,另一手拇指置于髁状突前侧,颧弓下的凹陷部,反复按揉 2 分钟。

② 点按翳风穴、上关穴、下关、颊车穴,每穴约 1 分钟。

③ 摩法:术者一手扶住头部,另一手用大鱼际置于关节周围反复摩动 2 分钟。

④ 摇法:必要时可使用摇法,术者两手拇指裹纱布放入患者口内,其余指托牢下颌,两手指内外合力,使下颌骨做上下左右动各 3～5 次。

(3)注意事项:做经穴按摩治疗期间忌食硬壳食物,热敷患部。

【方法五】

(1)双侧颞颌关节按摩法:患者取端正坐位,头部紧靠椅子背部,张开口,医者站在患者面前,医者将双手拇指用纱布或干净手帕,紧紧包裹住,再将双手拇指伸入患者口腔内,放置在两侧后牙上。医者双手的其余四肢向下紧紧托住下颌,双手相互配合,适当用力时下颌骨做一上一下缓慢有节奏均匀的运动,然后再做一左一右缓慢移动,每次运动 10～20 次。

(2)单侧颞颌关节按摩方法:患者取正坐位,医者站在患者面前,患者头部紧靠椅子背,张开口,医者用一侧手拇指,包裹纱布或干净手帕伸入患者口腔,勾住门

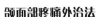
齿和牙根。医者再用另一侧手拇指按压在伤痛处,其余手指拿住下颌骨体向前下方拔伸;同时再用摇法摇晃下颌骨10～15次,拇指按压关节痛点,按时针方向旋转,按揉伤痛处30～50次,用力适当,然后包裹拇指,出口腔,用手掌托住下颌,嘱患者闭口,医者再用手掌根部按揉咬合肌。

【方法六】

自我按摩方法:

(1) 自我按揉关节痛点方法:患者取端坐位,头部紧靠于椅子背,用患侧手或双手拇指指腹或小鱼际肌按揉下颌关节的痛处30次,然后在张口状态下用自己拇指指腹或小鱼际肌处进行点按。按揉颞部的咬肌处及下颌关节的阿是穴(压痛点)约1分钟,再旋转按揉100次。

(2) 推摩后头部方法:患者取正坐位,全身肌肉放松,全神贯注,将双手伸直,将双手拇指指腹或手掌大鱼际处置于枕后两侧完骨穴(位于颞骨乳突后下方凹陷中)向耳后的翳风穴推运,并按压以上两穴各1分钟,再按顺时针方向旋转按揉30～50次,再经耳下沿耳屏至耳门穴(位于下颌骨髁状突后缘凹陷中)按揉100次。此穴按揉施力适当,连续不断,缓缓按揉。

(3) 枕后分推和穴位按摩方法:患者取正坐位,用自己双手掌大鱼际处放置于风府穴(位于后发际正中直上1寸处)指压1分钟后向两侧分推,经风池穴、完骨穴、翳风穴,再转向耳后,再由下向上,沿耳后经督脉颅息穴(位于翳风穴与角孙穴沿耳轮连线中上1/3处)角孙穴(位于耳尖正上入发际处)至耳门穴上,重复推运滑行10～20次或推运至局部酸胀为止。

【方法七】

为自我调养方法,具体如下。

(1) 每日两次用双手中指点穴,按压上关穴、下关穴、听宫穴等穴位,开口时可按揉关节高处突出酸痛点的咬肌外缘。

(2) 对开口酸痛者可用温热毛巾在局部进行热敷,以达到活血化瘀目的。

(3) 不要咀嚼硬物,避免着凉,寒风吹。

2. 注意事项

避免吃硬质食物,以及张口过大,注意面部保暖,每天进行张口练习,消除不利的精神因素,可配合针灸治疗,以提高疗效。

注意事项:①明确病因,对症治疗。如为牙齿病变,耳部疾病,或者面神经等疾病,应积极对症治疗。②平时还应注意用温水刷牙,少吃冰冷或刺激性食物,少吃过于坚硬的食物。③可适当做面部表情肌的锻炼,适当咀嚼口香糖等运动。避免开口过大,造成关节损伤,如哈欠、大笑,受寒冷刺激后,防止突然进行咀嚼运动,以免引起肌肉痉挛,关节韧带损伤。④消除一切不利的精神心理因素,如改善神经衰弱症状。此病预后良好,要增强信心,并适当用镇静安眠药物。⑤纠正不良咀嚼习惯,如单侧咀嚼,夜间咬牙。应每日进行张口习,如张口受限,消除有害刺激如治疗牙周炎、拔除阻生智齿、修复缺牙、纠正错殆畸形等,忌食硬物,治疗夜磨牙。

二、刮痧治疗颞下颌关节紊乱病

基本治法

【方法一】

(1)选穴及操作部位:攒竹穴、阳白穴、人中穴、迎香穴、颊车穴、地仓穴、合谷穴、天柱穴、大椎穴、心腧穴、肾腧穴、太冲穴、两侧面部。

(2)方法:患者取合适体位,找准穴位后,进行常规消毒,然后在所选穴位上,均匀涂抹刮痧油或润肤乳。操作时,医者一手持刮痧板,一手扶着患者,以补法刮拭。用平刮法,刮头部攒竹穴、阳白穴、人中穴、迎香穴。用点按法刮颊车穴、地仓穴,用平面按揉法刮手部合谷穴,也可用平刮法,刮双侧面部,患者以轻柔手法,健侧以稍重手法,用单角法刮拭背部天柱穴、大椎穴、心腧穴、肾腧穴。用面刮法刮足部太冲穴。

【方法二】

(1)选穴及操作部位:采用直接刮法。介质:刮痧用油可选用正红花油,或刮痧活血剂。部位及选穴,头面部,下关穴、颊车穴、地仓穴、太阳穴;项背部,风池穴、天柱穴、大椎穴、心腧穴、肾腧穴;上下肢,合谷穴、太冲穴。

(2)方法:①术者手握刮痧板与皮肤呈 45°角,线刮拭项背部,由上而下,由内向外,顺序刮拭,再刮颊车至地仓、太阳、下关,然后刮合谷、太冲穴。②力度以患者能耐受为准,对选择的刮痧部位反复刮拭,直至面部皮肤发红为止。③患侧以轻柔手法,健侧以稍重手法,下肢及项背部宜重刮,隔日1次。5次为1个疗程。一般需治疗3周以上,病程长者需长时间治疗。注意事项,加强功能性锻炼,如抬眉,双眼紧闭,鼓气,张大嘴,努嘴,示齿,耸鼻,温热毛巾热敷,每晚3~4次以上,勿用冷水洗脸,遇风雨寒冷时,注意头面部保暖。

【方法三】

痉挛刮痧法:刮拭取穴,攒竹穴、四白穴、地仓穴、翳风穴、合谷穴。刮方法,以平面按揉法,用刮痧板的一角按揉攒竹穴、四白穴、地仓穴、颊车穴、翳风穴和合谷穴,以穴位酸胀为度,接着以平刮法,用补法或平补平泻手法,刮拭上述穴位。

【方法四】

(1)选穴:下关穴、颧髎穴、颊车穴、太阳穴、合谷穴、通里穴、足三里穴。

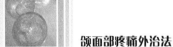

(2)方法:患者取合适体位,找准穴位后进行常规消毒。然后在所选穴位上均匀涂抹刮痧油或润肤乳。操作时,医生一手持刮痧板,一手扶着患者,以泻法刮拭。用面刮法先刮面部下关穴、颧髎穴、颊车穴、太阳穴,再刮合谷穴、通里穴,最后刮下肢足三里穴。

配穴方一:分2组,第1组为风池穴、大椎穴、肝腧穴、肾腧穴、足三穴;第2组为下关穴、嚼中穴(位于下关穴与颊车穴连线中点处)、颊车穴、地仓穴(均取患侧)。治法:用刮痧点揉法,先刮第1组穴位至出现痧痕为止。再以指点揉第2组穴位,每穴3~5分钟,点揉后并用梅花针各叩刺15~30次(均匀地叩刺),每日1次。

配穴方二:分3组,一为风池穴、翳风穴;二为合谷穴、内庭穴;三为地穴、颊车穴。并随证配穴。风寒外容,配曲池穴、手三里穴、太溪穴;经气逆乱,配肝腧穴、下关穴、阳陵泉穴;筋骨失养,配肾腧穴、下关穴、足三里穴。治法:用刮痧、点揉法,先刮本组第1组穴,再刮第2组穴,均至出现痧痕为止,然后点揉第3组穴,每穴3~5分钟,每日1次,并随症加刮配穴。手法力度中等(筋骨失养型较轻)。

三、拔罐治疗颞下颌关节紊乱病

1. 基本治法

【方法一】

(1)取穴:上关穴、下关穴、颊车穴、大迎穴、天牖穴、翳风穴。

(2)治法:采用单纯拔罐或水罐等法。留罐10~30分钟,隔日1次,5次为1个疗程。

【方法二】

(1)取穴:下关穴、阿是穴、合谷穴。

(2)治法:将以上穴位进行常规消毒,用毫针刺之,取得针感后,留针20分钟或加电泳脉冲刺激,起针后,选择当大小的火罐,拔于以上穴位,留罐10~15分钟,至皮肤出现红色瘀血为止。每周1~2次,10次为1个疗程。

【方法三】

(1)取穴:阿是穴、上关穴、下关穴、颊车穴、翳风穴。

(2)治法:将以上穴位进行常规消毒,每穴用三棱针点刺2~3下,选择适当大小火罐,用闪火,立即将罐吸拔于所点刺的穴位,留罐10~15分钟,拔出血量约5 ml或局部皮肤出现瘀血为止。每周1~2次,10次为1个疗程。

【方法四】

(1)取穴:下关穴、颊车穴、阿是穴。

(2) 治法:当归、白芷、乳香、没药、细辛、薄荷各 60 g,香附、红花、丝瓜络各 150 g,将以上药物用纱布包好,入锅内加水 3 000 ml,熬 30 分钟左右,然后选择小号竹罐放入药印,煮 5～10 分钟,用镊子夹出,甩去药液,迅速用干毛巾捂住罐口,以便吸去罐口的药液,降低罐口的温度,保持罐内的热气,然后趁热立即将竹罐扣于所选择的穴。手持竹罐稍加按压,约 1 分钟,待竹罐吸牢于皮肤即可,留罐 10～20 分钟,至皮肤出现瘀血现象为止。每日治疗 1 次,10 次为一个疗程。

【方法五】

(1) 取穴:下关穴、颊车穴、嚼中穴(下关穴与颊车穴连线中点)。

(2) 治法:按摩穴位 1～3 分钟后,拔罐 10～20 分钟,每日或隔日 1 次,5 次为 1 个疗程。

【方法六】

(1) 取穴:下关穴、颊车穴、肝腧穴、肾腧穴、足三里穴。

(2) 治法:患者坐位,取口径 1.5 cm 的玻璃罐,用闪火法,在双侧下关穴(颧弓下缘凹陷区)双侧颊车(咬齿时在隆起最高点处),双侧足三里穴(髌骨下缘,髌韧带外侧,凹陷下 3 寸处)双侧肝腧穴(第 9 胸椎棘突下旁开 1.5 寸)双肾腧穴(第 2 腰椎棘突下旁开 1.5 寸)拔罐 10 分钟,隔日 1 次,20 天为 1 个疗程。

【方法七】

(1) 取穴:阿是穴、下关穴、颊车穴。

(2) 操作:采用留罐法,留罐 10～15 分钟。疗程:3～5 日 1 次。5 次为 1 个疗程。

【方法八】

(1) 取穴:下关穴、颊车穴、阳陵泉穴,外关穴。

(2) 操作:采用留罐法,留罐 10～15 分钟。疗程:3～5 日 1 次。5 次为 1 个疗程。

【方法九】

(1) 取穴:下关穴、颊车穴。

(2) 施术:采用药罐,将伸筋草 60 g,干金拔 60 g,威灵仙 60 g,三七 30 g,木瓜 120 g,放入 2 500 ml 白酒中浸泡 2 个月,取滤液备用。施治时将药液 5 ml 倒入抽气小罐中,底边缘用凡士林涂拭,以便与皮肤密切接触,将小罐置于穴位上,抽出罐中空气,使罐口吸附在皮肤上,放置 20 分钟去除。隔日 1 次,10 次为 1 疗程,疗程间隔 7 天,必要时再行第 2 个疗程。

【方法十】

(1) 取穴:患侧颞下颌关节处。

(2) 施术:取伸筋草 120 g,地枫皮、千年健、红花各 60 g,皂角刺、五加皮各 30 g,衣偬 90 g,桂枝 45 g 置广口玻璃瓶中,倒入普通白酒 1 000 ml,浸泡 3～6 个

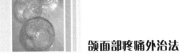

月备用。治疗时患侧颞下颌关节处,常规消毒,用磨掉底的青霉素药瓶置于患处,倒入药液 2～3 ml,使药液接触患部皮肤盖紧瓶塞,用注射器抽取瓶内残留空气,使瓶内造成负压,小瓶便紧紧吸患处,留罐 30 分钟,每日 1～2 次。

【方法十一】

(1) 取穴:上关穴、下关穴、颊车穴、大迎穴、天牖穴、瘛脉穴、翳风穴等。

(2) 施术:采用药罐法,取防风、荆芥、川乌、苍术、甘草、紫苏子、独活、桂枝、秦艽、花椒、牛膝、羌活、麻黄、威灵仙、川芎各 15 g,红花 6 g,艾叶 9 g。将上述药物放入一个大小适中的布口袋中,然后将装药的布口袋置锅中,用水煎煮沸后放入竹罐(长 10 cm,口径 2 cm)6～8 个经煮沸 3～4 分钟,即可取出竹罐治疗用。患者取坐位。治疗每次取耳前后 2～3 个穴位,采取轮流穴位拔罐,并加痛点部位拔罐。每次用竹罐 6～8 个,采用密排法拔。施术者操作时将竹罐从锅内捞出,拔罐内水珠吸干净后,便立即将干热的药竹罐扣在患者的治疗部位。凭借罐内的热气而形成负压,即可牢牢吸住穴位皮肤。随即施术者趁热从内捞取药竹罐,边捞边拔,将所需用的药竹罐,拔完为止。每次治疗时间为 10～15 分钟,每日或隔日 1 次,5 次为1 个疗程。疗程间隔 7 天。

【方法十二】

(1) 取穴:上关穴、下关穴、颊车穴、阿是穴(患处)、大迎穴、天牖穴、瘛脉穴、翳风穴。

(2) 施术:采用单纯拔罐或水罐等法。留罐 10～30 分钟,隔日 1 次,5 次为 1个疗程,疗程间隔 5 天。

【方法十三】

(1) 取穴:患部。

(2) 施术:以中药当归、白芷、乳香、没药、细辛各 6 g,薄荷、香附、红花、丝瓜络各 15 g。浸泡于 1000 ml 浓度为 95% 酒精中 2 周,过滤备用。药罐用青霉素小瓶磨去瓶底,清洗消毒后制成。治疗时将药液倒入瓶中扣于压点处,吸出瓶中空气,使装有药液的小瓶吸附于患部,头偏向对侧,使药液润患部皮肤,每日 1 次,每次 20分钟,1 周为一个疗程。治疗期间,嘱患者避免张口过大,忌咬硬物,改正偏侧咀嚼习惯,避免精神紧张,消除激动情绪,注意休息。

【方法十四】

(1) 取穴:下关穴、颊车穴、嚼中穴(下关穴与颊车穴连线中点)。

(2) 施术:按摩穴位 1～3 分钟后,拔罐 10～20 分钟后。每日或隔日 1 次,5 次为 1 个疗程,疗程间隔 7 天。

2. **注意事项**

①明确病因,对症治疗。如为牙齿病变,耳部疾病,或者面神经等疾病,应积极

对症治疗;②避免咀嚼生冷坚硬的食物,保持口腔清洁,锻炼身体,注意面部防寒保暖;③平时还应注意用温水刷牙,少吃冰冷或刺激性食物,少吃过于坚硬的食物;④定期口腔检查及早治疗异常的咬合尤为重要,对积极治疗无效者,应警惕口腔及耳部的肿瘤性病变;⑤可适当做面部表情肌的锻炼,适当咀嚼口香糖等运动,避免过分张大口腔。

第五节　牙痛的按摩、刮痧、拔罐治疗

有关牙痛的病因及治疗原则,在现代医学已经有较明确的系统论述,此处仅对中医有关牙痛的治疗进行叙述,以供参考。在无法及时就医进行开髓引流等专科处理的情况下,或虽经专科处置疼痛仍无法立即缓解者,可适当辅助采用按摩、刮痧或拔罐的治疗。

本病在中医学中属于"齿痛"范畴。病因病机为风热外袭,留滞脉络,或胃热素盛,又食辛辣,胃火卜灼,或肾阴亏虚,虚火上炎,牙失营养。故临床症候相应分为3种证候:

(1)风热证:突然发作牙齿剧痛,牙龈肿胀,遇热加剧,或伴有腮颊肿胀,舌红苔薄黄,脉滑数。

(2)胃火证:牙痛剧烈,牙龈红肿,甚至溢出脓血,肿连腮颊,口渴口臭,大便秘结,小便赤黄,舌红苔黄,脉滑数。

(3)肾虚证:牙齿隐隐作痛,时作时止,日久不愈,牙龈萎缩,腰膝酸软,舌质嫩红,少苔,脉细数。

牙痛的中医外治法治疗原则:清热解毒,滋阴降火。对于胃火牙痛者,治以清泻胃火。风火牙痛者,治以疏风泻火。肾虚牙痛者,治以补肾益精。

一、按摩治疗牙痛

按摩治疗原则:疏经通络止痛,胃火牙痛者,治以清泻胃火。风火牙痛者,治以疏风泻火。肾虚牙痛者,治以补肾益精。

1. 基本治法

【方法一】

(1)患者取坐位,医者用右手中指指端在患者疼痛部位轻轻按揉3～5分钟。以患者下关穴、颊车穴为重点。

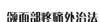

（2）紧接上法：术者在患者牙痛的一侧口腔外在阿是穴及疼痛区域用右手大鱼际轻轻按揉3～5分钟。

（3）按上法再用拇指稍稍用力按揉患侧合谷穴、外关穴1～3分钟。

（4）如果是肾阴不足的牙痛，可加三阴交、涌泉穴；如果是脾胃积热引起牙痛，可加指压足三里穴、丰隆穴。

【方法二】

（1）大鱼际按揉面颊：患者取仰卧位，医者坐于患者床前，将一手大鱼际置于患侧面颊部，以上肢带动手做轻柔缓和的环旋活动。持续约3分钟。注意按揉时大鱼际要吸定于治疗部位，作用层次需要达到肌肉层，揉动幅度要适中。

（2）点揉上关穴、下关穴、颧髎穴、颊车穴、翳风穴各1分钟。力度以产生强烈酸胀感为度，施术时，用手指指端着力于穴位处，用力持续按压穴位，同时配合手指指端带动深层组织的轻柔缓和的环旋活动，注意指端要吸定于治疗部位，施加的压力要均匀，以上肢带动指端，点揉揉动幅度要适中。

（3）掐合谷穴：患者仰卧位，医者站于其身侧，用指掐法在合谷穴（拇指食指合拢在肌肉的最高处）操作，以得气为度，时间持续约半分钟，施术时以单手拇指端，指甲缘将力贯注于指端，重按而掐之。施用掐法时，着力或持续，或一上一下掐点之。但需注意不可刺破皮肤。

（4）按揉内庭穴：患者取仰卧位，医者站于其身侧，用指按法在内庭穴操作，以酸胀得气为度，约1分钟。施术时，拇指和食指在趾蹼缘处相对用力，顺便刺激里内庭穴。

（5）擦涌泉穴：患者取仰卧位，医者站于其身侧，用大鱼际擦足心涌泉穴3分钟，以局部皮肤潮红透热，患者感舒适为宜。施术时，医者一手固定足部，另一手大鱼际置于患者涌泉穴处。往返上下直线擦动，注意速度要均匀力度宜轻柔。

【方法三】

（1）患者取仰卧位，术者用大鱼际或小鱼际拇指指腹按揉牙痛侧的面颊部，用力由小到大，由轻渐重，时间5～10分钟，再用拇指指端掐揉下关穴（患侧），颊车穴（患侧），太阳穴（患侧），头维穴（患侧），颧髎穴（患侧），合谷穴，以产生酸麻胀感为度，每穴约3分钟。

（2）辩证加减：①胃火牙痛：用拇指指甲掐揉内庭穴、二间穴、公孙穴、天枢穴以产生酸麻胀感为度，每穴约3分钟。②风火牙痛：用拇指指腹按揉内庭穴、二间穴、列缺穴、大椎穴、外关穴、曲池穴、风池穴，以产生酸麻胀感为度，每穴3分钟。③肾虚牙痛：用拇指指端掐揉太溪穴、行间穴、三阴交穴、阴陵泉穴，产生酸麻胀感为度，每穴约3分钟；用掌擦涌泉穴；命门穴、肾腧穴以透热度。

【方法四】

（1）叩齿：上下牙齿叩击，先叩两侧大牙各 20～30 次，在叩门齿 20～30 次。作用：有助于集中注意力，坚固牙齿防治牙病，滋润咽喉，助运消化。

（2）搅海：先将舌尖低于上唇内，门齿外。舌头顺着牙床向左搅转 7～10 圈。然后吸腮 10～20 次，促唾液分泌，将唾液与口中漱 10 余次，后再分几次咽下。作用：健脾和胃，帮助消化。防治口苦口臭，咽喉疾病和齿病等。强面颊肌肉活动，延迟面部衰老。先做叩齿法，再做搅海法，每日于早晚饭后各做一次，每次可按上法重复 2 遍。

（3）按揉翳风穴、风池穴、患侧下关、患侧颊车穴、患侧太阳穴、合谷穴。

随诊加穴：牙龈红肿，牙齿疼痛，遇冷痛减，受热痛增，兼有发热恶寒，口渴者加按揉风池穴，点按大椎穴，按揉曲池穴，拿内关穴、外关穴。牙龈红肿胀痛，牙痛较甚，肿连腮颊，严重者流脓渗血，兼有头痛、口臭、口渴、大便秘结者加按胃腧穴和肾腧穴，摩中脘穴，拿按足三里穴，掐揉内庭穴，拿按丰隆穴和承山穴。牙齿隐隐作痛：劳累及午后加重，牙龈微红，微肿，久则龈肉萎缩，牙齿浮动，咬物无力，兼腰酸膝软，头晕，耳鸣者加：揉擦肾腧穴和志。

【方法五】

拍打按揉治牙痛

（1）取穴：合谷穴、内庭穴。

（2）点穴操作：用指尖掐压法，一般取健侧穴，依次掐压，每穴 1 分钟，上牙痛配按揉下关穴。下牙痛配按揉颊车穴。虚火牙痛配按揉太溪穴。无效者，再重复做 1～2 次。

拍打按揉点穴，治疗主要起暂时止痛作用，根治仍需要进行口腔科治疗。注意口腔卫生，养成"早晚刷牙，饭后漱口"的良好习惯。睡前不吃糖，饼干等淀粉类食物。忌酒及热性动火食物，勿吃过硬食物，少吃过酸过冷过热食物。

【方法六】

自我穴位按摩手法：①合谷穴是治疗牙痛的主要穴位，指压合谷穴约 1 分钟，可使各种原因引起的牙痛症状得到缓解。在用对侧手的拇指指腹按顺时针方向旋转按揉 100 次。指压合谷穴，虽然不能完全解除引起牙痛的基本原因，但起码起到解决燃眉之急的作用。②点压牙痛反射点：用牙签或大头针等物在牙痛患侧手的中指末节指腹部位自行寻找牙痛反射压痛点进行点压止痛。也可以将自己患侧手的拇指和中指弯曲指甲相接触。然后用拇指指甲对中指指腹进行按压，寻找压痛点，寻找压痛点时从上至下，从左至右顺序地按压寻找。按压式出现轻微的抽痛感处就是压痛点，接着用指甲或牙签、大头针反复多次刺激压痛点或用香灸达到止痛

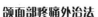
为止。再配合点压按揉合谷穴,疼痛可止。③牙髓炎引起的牙痛,可点压患侧掌面中指与无名指指间向下与感情线相交点的压痛点,可止牙痛。当然这是暂时的解决办法,最终还是要到口腔科诊治。④对牙本质敏感没有叩痛和咀嚼痛,只是在遇冷、酸刺激才发生疼痛者,点压患侧手的无名指腹侧第 2 关节处压痛点可止痛。⑤对牙槽脓肿引起的牙痛,可点压患侧手,小指腹面第 2 节处的压痛点对上牙痛有效。⑥自我点压上关穴、下关穴方法。用自己患侧手的拇指指尖点压下关穴,用中指指尖点压上关穴,两手指同时用力点压约 1 分钟,再同时旋转按揉 100 次或旋转按揉至穴位出现气感,酸胀温热感觉为止。⑦推按三穴止痛方法。用自己双手拇指指腹同时点压两侧上关穴约 1 分钟,然后向上推运至颔厌穴点压约 1 分钟,再向下推至颊车穴,点压约 1 分钟。然后再向上推运点压下关穴、上关穴、颔厌穴。点压时用力要均匀,速度慢些。如此重复推运点压 10～20 次或点压至局部出现灼热、止痛、舒适为止。

【方法七】

(1) 用双手拇指重力点按患者两手的合谷穴,以有强烈的酸胀感为度,并保持 1 分钟,在具体操作时,点按的力量可由轻逐渐加重到后期可改为按揉或拿合谷。

(2) 用两拇指分别按揉患者脸颊两侧的下关穴及颊车穴,每穴约 1 分钟,以有较强的酸胀感为度。

(3) 若是上牙痛,还可加拿风池穴,隐痛者可嘱患者俯卧,然后用拇指按揉太溪穴(内踝旁边)。或重力拿捏跟腱 1 分钟。

(4) 按颊车穴,拇指在患侧颊车穴用重手法点按持续半分钟到 1 分钟,再施以捻揉法,对下牙痛效果较好,还可配合点揉翳风穴、承浆穴等。

(5) 点按颧髎穴、下关穴方法同上,患侧重按至疼痛缓解为度,可配合点按人中穴、迎香穴。

(6) 上下牙痛,均可配合合谷穴的揉按,先在患侧揉捻 1 分钟,若疼痛仍不缓解加按对侧合谷穴。

(7) 将手洗干净,剪去指甲,以手指按摩牙龈,在患牙处重点按揉,手法可稍重一定,止痛效果较好。揉完后(约 1～2 分钟)用淡盐水漱口。

【方法八】

(1) 选穴:合谷穴、陷谷穴、颊车穴、翳风穴、承浆穴、人中穴、头维穴、风池穴、太阳穴、夹承浆穴、桥弓穴等。

(2) 按摩手法:拿法、点法、揉法、推法、擦法。

(3) 按摩步骤:①拿捏合谷穴、陷谷穴各 100 次。②点揉颊车穴,翳风穴、承浆穴、人中穴、头维穴、夹承浆穴各 50 次。③按揉太阳穴 50 次。④推下桥弓穴左右各 10 遍。⑤拿捏风池穴 10～20 次。⑥摩擦面颊部 2～3 分钟。

【方法九】

按摩步骤:①点揉颤太阳穴,两手拇指分别按在左右太阳穴上同时用力点按 14 秒,然后不松劲,两手拇指同时向前揉 49 次。再震颤 14 秒。②点揉颤上关穴、下关穴、颊车穴、大迎穴。③点揉颤健侧手三里穴,一手拇指按压在健侧手三里穴上,点按 7～14 秒,然后不松劲,按逆时针方向揉 49 次,再震颤 14 秒。④点揉颤健侧合谷穴、足三里穴。

2. 注意事项

(1) 牙痛患者平时多为胃火较盛,大便不通,应在行以上治疗的同时,保持大便通畅。

(2) 注意口腔卫生,坚持餐后漱口或刷牙。定期口腔检查,治疗原发病变。

(3) 饮食宜清淡、容易消化,可以适当多吃一些润肠通便食物。平常少食辛辣油炸烘炒等食品,尽量避免强烈的冷热酸甜刺激。

(4) 如疼痛剧烈,可用药物如金黄散外敷肿胀疼痛处或配合针灸治疗。本法治疗牙痛可有效缓解症状。但是,待牙痛缓解后还需去医院口腔科针对病因进行治疗。

(5) 治疗中要求有强烈的酸胀感,但仍要以患者能耐受为度。治疗目的是止痛,若疼痛在治疗过程中已经止痛,则可不必将手法操完成或者减轻力度以使患者少受痛苦。

(6) 配合针灸、口服中药进行治疗。牙龈肿痛明显或已化脓者,应采用药物治疗法,牙齿浮动,头晕耳鸣者应常服六味地黄丸。

(7) 按摩止痛只是权宜之计,治标不治本。要请患者及时去口腔门诊做详细检查,明确病因,彻底治疗。

(8) 除龋病牙痛外,其他原因引起的牙痛用以上方法治疗效果较好,均有镇痛作用。对于治疗因龋病引起的牙痛,只有短时间的止痛作用。远期疗效差一些。建议龋病牙痛者,最好找牙医诊治。

(9) 因牙髓炎、牙周炎引起的牙痛患者,治疗期间可同时服抗感染炎药物,这样疗效更加显著一些。

二、刮痧治疗牙痛

中医学治疗原则:以消肿止痛,调和经气,滋阴泻火为主。

1. 基本治法

【方法一】

(1) 介质:刮拭用油可选用正红花油刮痧,以活血。

(2) 部位及选穴:头部:下关穴、颊车穴。上肢:合谷穴、列缺穴。下肢:内庭穴、太溪穴。

(3) 操作手法:握持刮痧板与皮肤成45°角由上而下,或由内而外,顺序刮拭头部,上肢部。力度以受术者感受舒适为准,对选择的刮痧部位,反复刮拭,直至刮拭出痧痕为止。

(4) 辨证:胃火者加刮内庭穴。肾虚者,加刮太溪穴。

(5) 疗程:10次为1个疗程,治疗时间根据疾病缓急,病程长短而决定。

(6) 选穴:胃腧穴至肾腧穴,下关穴、颊车穴、内庭穴、合谷穴、太溪穴。

(7) 刮痧方法:患者取合适体位,选准穴位后进行常规消毒,然后在所选穴上均匀涂抹刮痧油或润肤乳。操作时,医者手持刮痧板,以泻法刮拭,先用单角刮法,刮拭背部胃腧穴至肾腧穴,以出痧为度。再用点按法刮面部下关穴、颊车穴,最后用平面按揉法刮内庭穴、合谷穴、太溪穴。切记用力轻柔,避免刮破皮肤。

【方法二】

1) 风火外袭

(1) 治则:疏散风热解毒消肿。

(2) 刮经络:手阳明大肠经,足太阳膀胱经,足少阳胆经。

(3) 刮穴位:风池穴、翳风穴、颊车穴、合谷穴、外关穴、内庭穴。

(4) 随证配穴:伴发热者,加大椎穴点刺放痧。

(5) 刮痧方法:用泻法刮拭,力度大,速度快,时间短,先深后浅。

2) 胃火炽盛

(1) 治则:清胃泻火,消肿止痛。

(2) 刮经络:手阳明大肠经,足太阳膀胱经,足阳明胃经,任脉。

(3) 刮穴位:颊车穴、下关穴、曲池穴、合谷穴、上脘穴、梁丘穴、厉兑穴、内庭穴。

(4) 随证配穴:口苦者,加刮少府穴。

(5) 刮痧方法:使用泻法,刮拭力度大,速度快,时间短,先深后浅,厉兑穴可点刺放痧。

3) 虚火上炎

(1) 治则:滋阴补肾,泻火止痛。

(2) 刮经络:手阳明大肠经,足厥阴肝经,足少阴肾经。

（3）刮穴位：颊车穴、下关穴、合谷穴、二间穴、肝腧穴、肾腧穴、内庭、太溪穴。

（4）随证配穴：五心烦热者，加刮内关穴、三阴交穴。

（5）刮痧方法：使用补法，刮拭力量适中，速度慢，时间可以稍长，深浅适中，刮经络时，顺经络走行。

2. 注意事项

刮痧对牙痛有较好的治疗效果，但对龋病者，只能暂时止痛，应到牙科进一步治疗。牙痛的发生原因很多，应针对不同的原发病进一步治疗。注意口腔卫生，避免过度的硬物咀嚼和冷热甜酸等刺激。

三、拔罐治疗牙痛

1. 基本治法

【方法一】

（1）取穴：主穴取太阳穴、颊车穴、下关穴。风火牙痛型加曲池穴、外关穴；胃火牙痛型加支沟穴、承山穴；虚火牙痛型加肾腧穴、京门穴；肝火牙痛型加肝腧穴、阳陵泉穴；上牙痛加足三里穴；下牙痛加合谷穴。

（2）施术：采用留罐法，留罐5～10分钟。疗程：2～3日1次，6次为一个疗程。

【方法二】

（1）取穴：大椎穴、太阳穴、颊车穴、下关穴。

（2）施术：颊车穴、下关穴采用留罐法，大椎穴、太阳穴采用刺血拔罐法，留罐5～10分钟。疗程：3～5日1次，6次为一个疗程。

【方法三】

（1）取穴：合谷穴、内庭穴、颊车穴、下关穴。

（2）施术：将以上穴位进行常规消毒，用毫针刺之，采用强刺激泻法。取得针感后留针20分钟或加电脉冲刺激20分钟。然后选择小号火罐或抽气式负压罐，拔罐10～15分钟，至皮肤出现瘀血为止，隔日治疗1次，6次为一个疗程。

【方法四】

（1）取穴：肾腧穴、大椎穴、合谷穴、内庭穴、行间穴、颊车穴、下关穴。

（2）施术：对以上穴位进行常规消毒，每穴用三棱针点刺2～3下至出血（尽量点刺皮肤浅表静脉怒张处）。选择适当大小的火罐，立即将罐吸拔于所点刺的穴位，留罐10～15分钟，至皮肤出现紫红色瘀血或拔出血1～5 ml至皮肤穴位不再出血为止，隔日治疗1次，6次为1个疗程。

【方法五】

(1) 取穴:颊车穴、冲阳穴、大杼穴、胃腧穴。

(2) 施术:颊车穴用单罐,其余穴位用三棱针点刺后拔罐 10～20 分钟,每日 1 次,5 次为一个疗程,疗程间隔 3 天。

【方法六】

(1) 取穴:颊车穴、下关穴、合谷穴。风火牙痛加外关穴、支沟穴。胃火牙冲阳穴、曲池穴。肾虚牙痛加肾腧穴、复溜穴。

(2) 施术:采用刺罐,梅花针轻中叩刺后拔罐 10～20 分钟,肾虚牙痛可采用水罐或药罐,留罐 15 分钟左右,每日或隔日治疗 1 次,5 次为 1 个疗程。

【方法七】

(1) 取穴:大椎穴、颧髎穴、下关穴。

(2) 施术:大椎穴采用针罐法,针上加罐 10～20 分钟,颧髎穴、下关穴闪罐 5～10 下,每日 1 次或数次,直至症状消失。

【方法八】

(1) 取穴:大椎穴、颊车穴、下关穴、肾腧穴、胃腧穴。

(2) 施术:患者坐位,取口径 1.5 cm 的玻璃罐,用闪火法拔罐,患侧颊车穴、下关穴、大椎穴、双侧肾腧穴、双侧胃腧穴 10 分钟,每日 1 次,10 天为 1 个疗程。

【方法九】

(1) 取穴:下关穴、颊车穴、大椎穴、肾腧穴、曲池穴、合谷穴。

(2) 施术:闪罐法、留罐法:①患者侧卧位,取下关穴、颊车穴,以闪罐法反复吸拔 15 次。②俯卧位,取大椎穴、胃腧穴,留罐 10～15 分钟。③侧卧位,取曲池穴、合谷穴,留罐 10～15 分钟。每日 1 次,8～10 次为 1 个疗程。

(3) 实用功效:刺激下关穴、颊车穴有疏风清热,解痉止痛、活血消肿的作用;刺激大椎穴,胃腧穴可外散胃热,消肿止痛;刺激曲池穴可疏风解表,清热止痛,温阳散寒;刺激合谷穴,具有较强的镇痛作用。诸穴合用可调理胃热上扰,导致的急性牙痛,配合按摩行间穴,可滋补肝肾,通经活络,消肿止痛。

【方法十】

(1) 取穴:颊车穴、大椎穴、手三里穴。

(2) 操作方法:留罐法、闪罐法。①侧卧位,取颊车穴,用闪罐法吸拔 15 下。②俯卧位,取大椎穴留罐 15 分钟。③侧卧位,取手三里穴留罐 15 分钟。每日 1 次,10 次为一个疗程。

(3) 实用功效:刺激颊车穴能有效消除牙痛,牙龈疼痛,以及面颊、下颌等部位的负重。刺激大椎穴可疏风散热,通络止痛;刺激手三里穴,具有清泻阳明,消除炎症,提高机体免疫功能的作用,临床上常用于调理胃肠积热,或风邪淤积所致的牙痛、颌痛等病症。诸穴合用可缓解风火上扰的牙痛。

【方法十一】

(1) 取穴:肾腧穴、少海穴、合谷穴。

(2) 操作方法:留罐法。①患者取侧卧位,取肾腧穴,留罐 20 分钟。②患者取仰卧位,取少海穴,留罐 20 分钟。③患者取坐位,取合谷穴,留罐 20 分钟。每日 1 次,10 次为 1 个疗程。

(3) 实用功效:刺激肾腧穴可补益肾脏,刺激少海穴,具有祛风散寒通腑泻热,通络止痛的作用,可有效缓解牙痛;刺激合谷穴具有疏风解表、活络镇痛用,可迅速缓解疼痛,三穴合用,可缓解肾虚火旺导致的牙痛。

【方法十二】

(1) 取穴:大椎穴、颊车穴、下关穴、肾腧穴、胃腧穴。

(2) 操作:患者取坐位,取口径 1.5 cm 的玻璃罐用闪火法拔患侧颊车穴、下关穴、大椎穴(第 7 颈椎棘突下凹陷处)双侧肾腧穴、双侧胃腧穴(第 2 胸椎棘突下旁开 1.5 寸),10 分钟,每天 1 次,10 天为一个疗程。

【方法十三】

(1) 取穴:第 1 支痛取阳白穴;第 2 支痛取四白穴、太阳穴;第 3 支痛取上关穴、下关穴。均加扳机点。

(2) 操作:采用刺血拔罐法,留罐 3～5 分钟。疗程:3～5 日 1 次,10 次为一个疗程。

2. 注意事项

①拔罐对于牙痛有效,在疼痛缓解期还要根据不同的病因加以彻底治疗。②日常注意口腔卫生,早晚坚持刷牙,饭后漱口,合理饮食,不要偏食,睡前不吃甜食,少食辛辣。③五倍子、川椒各 60 g,雄黄 6 g 共研为细末,用纱布包成黄豆大小,酒泡装瓶备用,痛时取 1 粒置痛牙上,咬 10 分钟,可止痛。

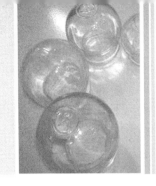

附录
常见颌面部疼痛的食疗及偏方

自古以来,食物一直是民间用来防治疾病的灵丹妙药。食疗是中医疗法中最原始最古老的方法之一,素有"药补不如食补"的说法。中医学倡导"医食同源""药食同源"。又因食疗简便安全易于接受尤其对慢性病更显其优越性,所以我国历代医学家都十分重视食疗,主张药疗不如食疗。如唐代"药王"大医学家孙思邈在千金方中说:"凡欲治疗先以食疗,既食疗不愈后乃用药而。"故本书亦收集了经典食疗药方及偏方,以供大家参考。

一、三叉神经痛的营养食疗

三叉神经痛的营养食疗:三叉神经痛的患者需要高碳水化合物饮食来供给能量以及保护神经功能,而脂肪是组成人体组织细胞的一个重要组成成分。特别是磷脂与固醇等。脑与外周神经组织均含有鞘磷脂,而磷脂对动物生长发育非常重要,同时也可增加脑的免疫能力。为了避免胆固醇升高,脂肪可多用植物脂肪。在制作膳食时应该做到禁食刺激性食物,如生姜、大蒜、洋葱、韭菜、蒜黄、鲜柿椒等,禁用刺激调味品如五香粉、芥末、咖喱粉、干辣椒等,禁饮各种酒类。膳食温度要适宜不要过冷过热避免化学物理性的刺激引起剧烈反应。如刺激感觉纤维容易引起面部神经减退及三叉神经痛,还会刺激动物支神经加剧咀嚼肌萎缩。三叉神经痛患者的饮食以流质为主,每日 5～6 餐,应配制高蛋白高糖液体食物,如牛奶冲藕粉、牛奶冲蛋花、鸡汤蛋花肉松粥等厚的流质,使患者有饱足感,或用粉碎机将面条、米饭、粥、饺子、炒菜、红烧肉、鱼虾等捣成乳糜状食物给三叉神经痛患者食用。日常生活要做到:

(1)饮食要有规律,宜食质软易嚼食物,如嚼诱发疼痛之患者则要进食流质,不宜食用过酸过甜刺激性及热性食物,也不宜食油炸物。平时饮食要营养丰富,多吃些含维生素丰富以及有清火解毒作用的食物。如新鲜水果蔬菜、豆制品，菜少吃肥肉多吃瘦肉，食品以清淡为宜。

（2）吃饭、漱口、说话、刷牙动作宜轻柔，这样可避免诱发"扳机点"引起三叉神经痛。

（3）头面部要保暖不要用太冷太热的水洗脸，避免面部受冻受潮。

（4）平时应保持情绪稳定开朗，不宜激动愤怒、生气、疲劳、熬夜，经常听听轻音乐和保持充足的睡眠，以使精神愉悦避免精神刺激防止触及"扳机点"

（5）起居要规律，室内环境要整洁、安静、空气新鲜，卧室内不受风寒侵袭。适当体育运动增强体质，同时三叉神经痛患者在饮食上还要注意补充钙及B族维生素，对面神经疾病的治疗很有帮助，钙不仅对骨骼和智力有益，还能促进肌肉及神经功能正常，由于面神经患者，主要是因面神经传导障碍而导致肌肉萎缩，所以补钙是非常重要的。如排骨、蛋黄、海带、深绿色蔬菜、芝麻、水果、西瓜、胡萝卜、奶制品等都富含钙质；B族维生素如维生素 B_1、维生素 B_2、维生素 B_{12} 等可以帮助神经传导物质的合成，也适当进补富含B族维生素的食品如番茄、香菜、黄瓜、冬瓜、菠菜、木瓜、菠萝、桃子、梨、杏、柿、西瓜等。药膳、茶饮有：①瘦猪肉 150 克，丹参，川芎各 15 克放入沙锅中加适量水炖煮调味服每日一次连服 10～15 天，适用于痰血内阻之三叉神经痛；②川芎 10 克，鸡蛋两个，葱 5 根，放沙锅中加适量水煮，鸡蛋熟后剥去壳再煮，吃蛋饮汤每日一次连服数日适用于风寒犯上之三叉神经痛；③菊花 15 克，白糖 50 克代茶频饮，适用于风热上扰之三叉神经痛；④生石膏 30 克，石斛、沙参各 15 克，川牛膝 9 克用开水冲泡或微火略煮片刻，代茶频饮适用于阴虚胃热之三叉神经痛；⑤川芎、天麻各 10 克，夏枯草 15 克，龙胆草 6 克放沙锅中加适量水煮，每天一剂，适用于肝火上炎之三叉神经痛。

平时应注意休息保持情绪稳定，禁忌饮酒少吃辛辣食品。

二、面瘫的营养食疗与偏方

1. 面瘫的营养食疗

由于患者面神经麻痹导致咀嚼不便进，进食量减少可造成患者潜在的营养失调，因此应该加强饮食调护，从少量食物开始让患者逐渐掌握进食的步骤指导患者在患病期间如何能正确进食，并应细嚼慢咽，少量多餐以满足患者机体需要，还应该根据患者的病情与体质合理调配饮食给予软食、半流食，或普食，并应以清淡容易消化的饮食为主。

进食前后做好口腔护理，特别在食后更为要紧，如漱口，清洁口腔防止滋生口

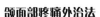

腔溃疡,所以食疗常常在一定程度上也能起到缓解患者的痛苦。

平时应多吃些新鲜瓜果、蔬菜、粗粮,面神经麻痹饮食中一定不能缺少的就是新鲜蔬果,另外还有粗粮如豆类食品。忌食生冷油腻刺激性食物,对那些生冷油腻刺激性食物面神经麻痹患者一定要注意避免。如烟酒、羊肉、狗肉、动物内脏、辣椒等。

适量补钙,由于面神经麻痹患者主要是面神经传导障碍而导致肌肉萎缩,所以补钙很重要。钙不仅能对骨骼和智力有益,还能促进肌肉和神经功能正常,所以面神经麻痹饮食就适量添加一些排骨、深绿色蔬菜、海带、蛋黄、芝麻、胡萝卜、水果、西瓜、奶制品、香蕉等富含钙的食物。据研究发现维生素B族元素对面神经麻痹患者的恢复也有帮助。进食香菜、木瓜、西瓜、黄瓜、冬瓜、苹果、芹菜、菠菜、桃子、梨子、杏子等富含维生素 B_1、维生素 B_2、维生素 B_{12} 的食物有利于面神经传导物质的合成。

有助于恢复的膳食方:

①煎鳗鱼,海鳗鱼肉 800 克,去内脏洗净切块,锅内放猪油,武火烧热,把鳗鱼肉煎至两面发黄倒入漏勺。然后将锅用武火烧热加猪油放入葱煸香,放入煎好的鳗鱼肉,加入料酒、酱油、糖、食盐及少量水用火焖 30 分钟后等汁稠后淋上香油起锅,食用。②归参鳝鱼汤,鳝鱼 500 克去骨头内脏后洗净切丝,当归、党参各 15 克用纱布包扎,加水煎煮 1 小时后捞出,加鳝鱼丝、盐、葱姜调味后煮熟立即食用,喝汤食鱼。③川贝白芷水烧鱼头方,原料:川贝、白芷各 3～9 克,鳙鱼头 500 克、葱、胡椒、姜、盐适量。成火烧沸,再用小火烧半个小时,分早晚喝汤食鱼。功效祛风散寒,活血通络,适用于外感风邪所致的面神经麻痹。④姜糖苏叶食法:原料:紫苏叶 3～6 克、生姜 3 克、红糖 15 克以沸水浸泡 5～10 分钟,功效流风散寒,常浸解表之功效。适用于外感风邪所致之诸症。⑤防风粥:防风 10～15 克,葱白数段,粳米 30～60 克。前面两种水煎取汁去渣。粳米煮粥,待粥将熟时,加入药汁煮成稀粥温服。⑥参枸莲蓉汤:人参、枸杞子、葡萄干各 5 克,莲子肉、山药各克,肉苁蓉、火麻仁各 12 克,橘红 5 克,大枣 5 枚,胡桃肉 10 克煎汤,取药汁服用。

　　2. 面瘫的药物辅助治疗

① 葛根汤,天麻丸。②活鳝鱼血外涂患侧。③将白芥子捣为细末,蜂蜜调成膏状,贴敷于患侧太阳穴上。

　　3. 面瘫治疗的偏方

以生姜末局部敷于面瘫侧,每日 30 分钟,温湿毛巾热敷面部,每 2～3 次,并于早晚自行按摩患侧,按摩时力度要适宜,部位准确。只要患侧面肌能运动,就可自行对镜子做皱额,闭眼,吹口哨,示齿等动作,每个动作做 2 遍 1 拍或 4 遍 8 拍。每日 2～3 次,对于防止麻痹肌肉的萎缩及促进康复非常重要。另外,面瘫患者应注意不能用冷水洗脸,避免直接吹风,注意天气变化及时添加衣物,防止感冒。

三、面肌痉挛的营养食疗

面肌痉挛在临床上比较常见。在日常生活中有很多细节是可以决定我们的身体健康。首先应该养成良好的生活习惯,要早睡早起,多锻炼身体,此外,还要合理饮食。在日常生活中,面肌痉挛患者少吃或不吃糯米以免黏腻碍胃,生痰化热之食品;少吃或不吃性偏热油腻厚味之食品,及温热性水果;少食或不食十全大补汤等湿热壮阳类菜肴;酒当少饮或不饮为好,因酒精饮用过多容易引起维生素 B 的缺乏,成为神经炎的诱因,特别是白酒,酒精含量多,应控制不可多饮;同时也要忌烟;另外还要忌浓茶,多饮浓茶会使神经兴奋性增强小动脉痉挛,从而加重面肌痉挛。还需忌辛辣刺激性食物,辛辣刺激性食物有:葱蒜韭菜,辣椒、花椒、胡椒、洋葱、芥末、五香粉、咖喱粉等。这些食物可刺激面神经,使神经冲动加强,从而诱发痉挛,进入体内可助化热耗伤阴血,血虚生风筋拘急,加重面肌痉挛,更要注意忌过多摄取糖,特别是白糖,不仅是维生素的含量是零,而且糖在代谢中还需要维生素 B 的参与,所以使身体本来就不足的维生素 B 更加缺乏,故应注意不要过多地吃糖。而食疗对于面肌痉挛这个疾病的调节作为有着极大的作用,不仅没有负面效用,而且能起到重要的调养体格的作用。因此,可以有效地提高面肌痉挛患者的病情康复。那么吃什么对面肌痉挛有用呢? 现介绍以下几种食料:

(1) 龙眼肉粥:是一种备受青睐的食疗,它的调节功效显著。龙眼肉 15 克,红枣 3~5 颗,粳米 100 克,加适量水煮成粥。龙眼肉、红枣热吃功效:养心补脾安神除烦。龙眼肉是优良的养心补脾品,内含多种维生素和丰富的蛋白质,与红枣粳米同煮粥起协同作用。该膳食是我国民间用于养心益智健脾补血的美味佳肴,也作为美味的面肌痉挛食疗,适合于面肌痉挛不止,心烦失眠,食少体倦等症患者食用。

(2) 薏苡仁陈皮粥:薏苡仁 50 克,白芷 9 克,云茯苓 20 克,陈皮 6 克。先煮薏苡仁为粥,后三味煮水,去渣入薏苡仁粥中,三五沸即可。每日 1 剂,连服数日,具有除痰通络健脾化湿,适用于腹胀、脾失健运,食少纳呆、痰湿阻遏之面瞤之症。

(3) 天麻炖鸽肉。天麻 10 克,健康鸽子 1 只。共炖熟食,趁热食用。这种食疗方具有特别可靠的调养功效,有益气补血息风解痉。方中鸽肉补肝肾益气血。天麻有息风解痉作用。治疗血虚生风引起的面瘫。

(4) 薏苡仁扁豆粥:薏苡仁 50 克,炒扁豆 15 克,山楂 10 克,红糖粳米适量,共加水煮粥,食前加红糖供早晚饭食用。功效健脾化湿,活血通络。薏苡仁扁豆治脾虚有湿,山楂活血化积,红糖补血活络全方位使脾健康。适于脾虚湿困经络受阻

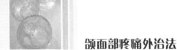

之症。

（5）白芍 100 克，知母 15 克，蝉蜕 12 克，甘草 30 克，夜交藤 24 克，水煎服每日1 剂。一般 3～5 剂即愈。上方中白芍养肝阴肝阳，知母清热解毒，滋阴滋润燥，蝉蜕疏散风热，凉肝息风止痉，夜交藤养心安神，祛风通络，朱砂镇惊安神。炙甘草调和诸药。诸药配伍具有养阴平肝、息风止痉的作用，对面肌痉挛有一定疗效，尤其适合于因肝肾之阴暗耗，筋脉失于滋养所致的面肌痉挛。同时配合针灸治疗效果更佳。

（6）参芪乌鸡汤。在康复期，面肌痉挛患者采用这样的食疗方法能巩固疗效。取北芪，田七，党参，生姜和竹丝鸡 1/4 只，并除去皮脂煲汤食用。适宜恢复气血较弱的患者，可以祛痰纠偏，补虚扶正。

以上几种偏方可以调理面肌痉挛。希望通过以上的介绍可以帮助大家对面肌痉挛的食疗有更多的了解，在生活中注意饮食，帮助患者早日恢复健康。

四、颞下颌关节紊乱病的营养食疗

颞下颌关节紊乱病发病原因多数为操作引起关节功能失调致开口困难疼痛等。因此在治疗的同时要纠正不良习惯。

（1）单侧咀嚼并防止张口过大减轻颌周围肌肉和颌关节的压力非常重要，避免吃坚硬的食物如坚果等以及避免难咀嚼的食物与哈哈大笑；如颌区疼痛难以忍受，尽量节制食用坚韧的食品改为半流质、流质 1～2 天，必要时还可以少说话，这是特别有效的。在饮食上一方面应注意摄取含蛋白质、维生素 B 族、维生素 C 丰富的食品，服用适量剂量的菠萝蛋白酶与维生素，一起服用一定剂量的生物类黄酮可以减轻炎症。钙镁可治疗肌肉痉挛，复合维生素 B 可以减轻精神紧张，同时应忌食辛辣刺激性食物如葱、姜、蒜、辣椒等，饮食应以清淡为宜。另一方面，需要摄取一些具有补肝肾强腰膝作用的食物。如主食选择粳米、小麦、大麦、高粱、粟米、蚕豆、黑大豆等食物均可。无论什么原因偶然引起的颞下颌关节紊乱病，都可以服用阿司匹林或非类固醇消炎药减轻痛苦。但如疼痛是由于咬合不正或关节损害所致，则不能持续使用止痛药而应该入院诊治。还可以配合按摩、针灸等方法治疗，按摩颜面部前上方的肌束和沿颌线而行的大块肌肉，可用小圆形按摩活动，必要时可重复按摩。

（2）无意识地紧张或下颌不均衡受压也可引起颞下颌关节紊乱病，不要歪头睡，不要把整个头部重量压在下巴上，这是趴着睡觉的人常见的习惯，尽量侧身睡或不枕枕头仰着睡。

（3）无论何时颌区受伤，不要吃难咀嚼的食物，尽量少讲话。

（4）如每天早晨感到颌区紧张，也许发生无意咬牙的情况应去看牙医或正畸医生，了解安装合适的牙套问题。

（5）食用松软的食物，勿嚼口香糖有助于减少对颞下关节的压力。

五、牙痛的营养食疗与偏方

牙痛原是牙病的一种症状，概括起来主要分两个方面。第一种是牙体、牙髓病变。第二种是牙周病变引起来的。我们每天吃饭都要用到牙齿。牙齿接触的外界物质也很多，这就难免会出这样那样的问题。所以通过培养一些良好的习惯来预防牙病也是可取的。

（1）养成良好的刷牙习惯。饭后用温开水漱口，按照正确的方式刷牙。

（2）平时注意牙齿卫生，保护好牙齿。

（3）均衡的饮食，按照一定的量分配一天中的各餐。

（4）多吃一些生鲜食物。例如，胡萝卜、红皮白萝卜或者苹果等。因为在咀嚼时这些食物会在牙齿表面进行摩擦，也起到了清洁的作用。此外，脂类、某些蛋白质、矿物质、维生素 D 等具有抗菌作用，可以限制釉质的无机盐排出。

（5）少吃甜食。特别是碳水化合物类食品在内的"软食品"。因为那些食物中含酸度高，高酸又能破坏牙齿表面的釉质。

（6）过量饮用咖啡、茶和吸烟可以使牙齿变黄，不仅破坏了牙釉质，也不利于牙齿的健康。

（7）在每次吃完食物之后要仔细清洁牙齿。

（8）牙齿有病应及时就诊。

1. 牙痛的辨证施治食疗

中医学对牙痛有不同类型，治疗方法也各不相同，食疗方法也不同。

（1）胃火牙痛型：临床表现牙体不断遭受侵蚀出现蛀洞，饮食时嵌塞于蛀洞，受冷热甜酸刺激能引起牙痛。食疗药膳：①香蕉盐：香蕉 3 个（连带皮），抹盐少许，食之，每日 2 次。②鸭蛋牡蛎粥：咸鸭蛋 2 个，干牡蛎 50 克，粳米 60 克，将咸鸭蛋和粳米煮粥。煮熟后捞起咸鸭蛋去壳切碎和干牡蛎一起放入粥内，再煮片刻调味食用。

（2）风热牙痛型：临床表现牙齿作痛咀嚼或轻叩时痛甚，牙龈红肿或溢脓口渴，舌干红苔黄脉浮数。食疗药膳：①香蕉皮炖冰糖，香蕉皮 2 个冰糖 30 克隔水炖服，每日 3 次。②丝瓜姜汤：鲜丝瓜 300 克、鲜姜 60 克，将鲜丝瓜洗净切鲜姜洗净

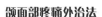
切片上两味水煮1小时每日饮汤两次。

（3）虚火牙痛型：临床表现：牙齿隐痛或微痛咬物时疼痛明显，午后疼痛较重，牙龈微红牙根浮动咽干舌红脉细数。食疗药膳：①生地骨碎补猪肾汤：生地30克、骨碎补15克、猪肾1个加适量盐煎汤吃猪肾饮汤每日两次。②生地、元参、鸭蛋汤：生地30克，元参20克鸭蛋2个冰糖20克用清水两碗浸泡生地，元参30分钟，将鸭蛋洗净后与生地元参共煮，蛋熟后去壳再放入生地元参汤肉煮片刻，服时加冰糖调味，吃蛋饮汤。③两冬粥：麦冬50克、天冬50克、粳米100克，将麦冬、天冬洗净切碎同粳米加水适量共煮粥每日1次。

2. 牙痛食疗方

（1）皮蛋、咸肉、腐竹粥：皮蛋2个、腐竹60克、咸瘦肉100克、粳米（或小米）适量煲粥，连吃2～3天，适宜虚火龋齿疼痛者食用。

（2）牛膝、生地、黑豆粥：牛膝12克，生地黄、熟地黄各15克，黑豆60克，粳米100克，将各物分别用水洗净并将地黄切碎加适量清水煮成粥，再把牛膝、地黄的药渣去除，用少许盐调味随意食用，适宜体虚正气弱的老年患者食用。

（3）柳根煲瘦肉：柳树根5克、瘦猪肉100克，洗净加适量水煲，调味后饮汤吃肉，适宜牙龈肿胀腮红肿的风火牙痛者食用。

（4）绿豆鸡蛋糖水：绿豆100克，鸡蛋1个水量适量，将绿豆捣碎用水洗净，放锅里加水适量煮至绿豆烂熟，把鸡蛋打入绿豆汤里搅匀稍凉后一次服完，连服2～3天适宜风热牙痛口腔红肿热痛的风热牙痛者食用。

六、几种可以保护牙齿的食物

1. 奶制品

可以让牙齿更坚固。因奶制品含有丰富的钙、磷和维生素D。后者将增加钙和磷的吸收而钙磷则是釉质与牙根支撑骨的需要的主要矿物材料。而酪蛋白是奶中主要的蛋白质能限制牙釉无机盐的过量排出。最好在吃过甜点之后再吃奶酪，借助酪蛋白的限制作用和奶中的脂类减少碳水化合物中的分解出的酸，进而保护我们的牙齿。

2. 矿泉水

矿泉水中所含的氟对牙齿有保护作用。天然矿泉水满足了人体对于氟的需求。氟与牙釉质结合，坚固保护牙齿，免受微生物的侵蚀（大多数矿泉水每升中氟的含量是0.3毫克）。另外茶水、海藻和蔬菜如菠菜、红皮白萝卜中也含有氟。不过氟每天不能超过4毫克，否则会中毒，损害身体健康。

3. 无糖口香糖

无糖口香糖中不是蔗糖而是一种甜味的多元醇，它不会导致蛀牙，因为木糖醇有杀菌的作用，有利于减少牙垢、山梨醇等有害物质对牙齿的破坏。

七、几种颌面部疼痛的足底按摩方法

三叉神经反射区定位：于双足拇趾近第二趾的外侧约 45°角，靠近第二趾间。右侧三叉神经反射区在左足，左侧三叉神经反射区在右足。功效：活血、通络、止痛。主治：偏头痛、眼眶痛、牙痛、神经衰弱、面神经麻痹及面颊唇鼻之诱发的神经痛等。自我诊断：按摩此处若有明显的气感或触摸到颗粒状东西时，表示可能患有牙痛、偏头痛及感冒等病症。

1. 三叉神经痛脚底按摩处方

按摩三叉神经反射区、大脑反射区、小脑及脑干反射区、眼反射区、鼻反射区及耳反射区能改善三叉神经。

2. 面神经麻痹脚底按摩处方

按摩足部的眼反射区、口腔及舌反射区、大脑反射区和小脑及脑干反射区能有效地改善面神经麻痹。

3. 面肌痉挛脚底按摩处方

按摩足底的眼底反射区、口腔及舌反射区、耳反射区、大脑反射区和小脑及脑干反射区能有效地改善面肌痉挛。

4. 牙痛脚底按摩处方

按摩足部的三叉神经反射区、肝反射区和肾反射区能有效地改善牙痛。

八、热疗

颌面部疼痛有时辅以局部热疗（民间亦习惯称"热敷"），可取得较好辅助效果。具体中医对热疗的相关认识介绍如下。

中医认为许多疾病的发生和血瘀有关，通常采用"活血化瘀"和"通经活络"等方法。这类治疗方法较多，首推"热疗"，因为它有简便易行、收效甚快之特点。

热熨法：热熨古时称为"汤熨"，据说上古先民会用火后不久即有了此法。春秋战国时期，《史记·扁鹊仓公列传》中，扁鹊救虢国太子"尸厥"（休克）时曾用过此法使太子起死回生。该方法是将发热的物体置于身体的患病部位或特定部位（如穴位）以防治疾病的一种方法。

机制:主要是利用温热的作用来治疗疾病,可收到温通筋络、温运脾胃、理气止痛等功效。它能使局部的毛细血管扩张,血液循环加速,局部肌肉松弛,起到消炎消肿、去除寒湿、减轻疼痛、消除疲劳等作用,也正是应了所谓"通则不痛,痛则不通"的说法。由于直接作用于发病处或经穴,所以起效较快。同时热熨时还可选用气味辛辣雄烈之品,有温经活血、散寒去湿、舒筋活络作用,也可选辛凉散瘀、清泄热毒之剂。所以该法可作为三叉神经痛、面瘫、面肌痉挛、颞下颌关节紊乱病及牙痛等疾病的辅助治疗。

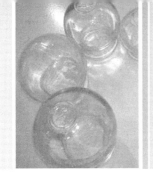

参考文献

［1］孟宪忠.图解拔罐［M］.北京:北京科学技术出版社,2012.

［2］张永臣,马梅青,贾红玲,等.拔罐疗法防治百病一本通［M］.北京:科学出版社,2012.

［3］健康大讲堂编委会.脚底按摩对症图典［M］.乌鲁木齐:新疆人民卫生出版社,2014.

［4］刘长红.头部、足部按摩技法［M］.郑州:中原农民出版社,2009.

［5］方佳.养生祛病妙招·洗脚与按足［M］.郑州:河北科学技术出版社,2010.

［6］琼芳.修脚、泡脚、按摩全集——医健身实用疗法全解［M］.北京:中国商业出版社,2010.

［7］刘青,周泉.超简单手足按摩［M］.北京:军事医学科学出版社,2010.

［8］王强虎,雷政权.拍打按摩祛百病［M］.北京:人民军医出版社,2013.

［9］郭长青,冯涛,梁楚西.头面五官病按摩［M］.上海:上海科学技术出版社,2011.

［10］周建堂,易磊.经穴按摩速查手册［M］.北京:中国轻工业出版社,2011.

［11］陶红亮,张卫东,易双喜.一看就会按摩与保健［M］.郑州:郑州大学出版社,2013.

［12］沈国权,严隽陶.推拿手法图解(汉英对照)［M］.2版.上海:上海科学技术出版社,2009.

［13］赖镇源.经络穴位按摩速查图典［M］.天津:天津科学技术出版社,2010.

［14］谢景文.图解实用按摩大全［M］.北京:西苑出版社,2010.

［15］易磊.图解头部保健按摩［M］.上海:上海科学技术文献出版社,2010.

［16］养生堂编委会.图解家庭经络按摩［M］.北京:中国轻工业出版社,2010.

［17］王国顺,李元,张琳.全身反射区按摩疗法［M］.北京:北京科学技术出版社,2013.

［18］崔钟雷.特效按摩使用手册［M］.沈阳:万卷出版公司,2009.

［19］王福.按摩、刮痧、拔罐、艾灸、敷贴一本全［M］.福州:福建科学技术出版社,2012.

［20］金义成.海派儿科推拿［M］.2版.上海:上海科学技术出版社,2014.

［21］汤宇,董慧敏.小儿推拿学用一本通［M］.北京:人民军医出版社,2013.

［22］健康中国名家论坛编委会.图解儿童经络按摩刮痧全集［M］.2版.长春:吉林出版集团有
限责任公司,2012.

［23］查炜,邵永红,陈泰敏,等.中年常见病按摩示范图解［M］.2版.西安:西安交通大学出版
社,2013.

［24］头面部按摩与望面诊病编写组.头面部按摩与望面诊病［M］.沈阳:辽宁科学技术出版
社,2010.

［25］曲生健,王秋月.推拿治病［M］.北京:人民卫生出版社,2009.

[26] 杨树文.中医点穴按摩八大绝技全图解[M].北京:人民军医出版社,2013.

[27] 何文彬,刘辉.夫妻按摩术[M].2版.北京:中医古籍出版社,2006.

[28] 张思云,张兴田.经穴图解常见病按摩疗法[M].天津:天津科技翻译出版公司,2010.

[29] 李戈.图解刮痧拔罐疗法[M].北京:金盾出版社,2012.

[30] 熊志新,熊刚,冯绪刚.老年按摩[M].上海:上海科学技术文献出版社,2010.

[31] 王昊.除病保健按摩手册图解[M].南京:江苏科学技术出版社,2004.

[32] 李景玉.拔罐治百病[M].长春:吉林科学技术出版社,2002.

[33] 田贵华.中医拔罐养生治病一本通[M].北京:中国轻工业出版社,2011.

[34] 崔承斌,范永红,周永.上卫养生生活刮痧[M].2版.西安:西安交通大学出版社,2013.

[35] 刘康.刮痧保健康[M].北京:经济管理出版社,2010.

[36] 杨鹏飞,白京兆.刮痧疗法治百病[M].福州:福建科学技术出版社,2006.

[37] 《中医养生保健读本系列丛书》编委会.一学就会刮痧拔罐治百病[M].北京:中国轻工业出版社,2010.

[38] 唐士元.家庭按摩师[M].广州:广东经济出版社,2005.

[39] 郭长青.女性自我按摩[M].重庆:重庆出版社,2009.

[40] 陶涛.泡脚按摩自我疗法大全[M].北京:中国妇女出版社,2013.

[41] 沈克艰,郑圭范.图解刮痧疗法[M].2版.上海:上海科学技术出版社,2011.

[42] 王建平.常见病症刮痧疗法[M].北京:金盾出版社,2011.

[43] 李湘授,各丽珍.新编特种刮痧运板技巧[M].上海:上海科技教育出版社,2013.

[44] 程振中.图解刮痧一本通[M].天津:天津科学技术出版社,2014.

[45] 祝亚男,孙志波.图解刮痧健康手册[M].杭州:浙江科学技术出版社,2012.

[46] 周幸来,孙祚.家庭刮痧图解[M].北京:金盾出版社,2009.

[47] 杨继红.无痛刮痧[M].太原:山西科学技术出版社,2011.

[48] 李南生.刮痧保健养生图典[M].长沙:湖南美术出版社,2010.

[49] 郭长青,刘乃刚,刘福永.图解中医刮痧[M].西安:西安交通大学出版社,2010.

[50] 周应明.图解刮痧百用[M].长沙:湖南科学技术出版社,2013.

[51] 程爵棠,程功文.刮痧疗法治百病[M].北京:人民军医出版社,2013.

[52] 张秀勤.张秀勤刮痧精粹[M].北京:北京出版社,2009.

[53] 张秀勤.张秀勤刮痧精典[M].南京:江苏科学技术出版社,2013.

[54] 张志愿.口腔颌面外科学[M].7版.北京:人民卫生出版社,2012.

[55] 李业莆,白效曼.自我保健穴位推拿[M].4版.合肥市:安徽科学技术出版社,1988.

[56] 《健康生活》编辑部.刮痧拔罐实用手册[M].北京:中国友谊出版公司,2010.

[57] 裘沛然.中国中医独特疗法大全[M].上海:文汇出版社出版,1991.

[58] 何燕.图说中医[M].北京:华文出版社,2009.